Michael Kroll

Die täglichen Erlebnisse des Dr. med. Klever vom Niederrhein

oder

Ein Schelm, wer Arges dabei denkt!

Vorwort zur 2. Auflage

Wir stellen Ihnen das aktuelle Tagebuch des Allgemeinmediziners Dr. med. Klever vor.
Wir hoffen, dass auch Sie Freude beim Lesen der Erlebnisse des Kollegen haben.
Ihre
ROBUGEN ARZNEIMITTEL ESSLINGEN
gegründet 1927 von Apotheker Dr. Theodor Mauz
Dr. Matthias Mauz Apotheker Jörg A. Mauz

Impressum
2. Ausgabe 2013

Redaktion: MTW Gesundheit GmbH
ISBN 978-3-937204-16-1

Inhaltsverzeichnis

Abkürzungen:

AMNOG	Arzneimittel-Neuordnungsgesetz
AOK	Allgemeine Ortskrankenkasse
BGH	Bundesgerichtshof
DDD	„Defined Daily Dose“: „angenommene mittlere tägliche Erhaltungsdosis für die Hauptindikation eines Arzneimittels“.
DMP	Disease-Management-Proramm: systematisches Behandlungsprogramm für chronisch kranke Menschen
Generikum	Arzneimittel, das eine wirkstoffgleiche Kopie eines bereits unter einem Markennamen auf dem Markt befindlichen Medikaments ist
GKV	Gesetzliche Krankenversicherung
ICD	Abkürzung für *„International Statistical Classification of Diseases and Related Health Problems“*. Das wichtigste, weltweit anerkannte Diagnoseklassifikationssystem der Medizin, von der Weltgesundheits-organisation (WHO) herausgegeben. In Deutschland ist seit 2004 ist eine deutsche Fassung, die so genannte *„German Modification“* (GM), im Einsatz.
KBV	Kassenärztliche Bundesvereinigung
KV	Kassenärztliche Vereinigung
KVNo	Kassenärztliche Vereinigung Nordrhein
Off-Label-Use	Einsatz eines Arzneimittels außerhalb der durch das Bundesinstitut für Arzneimittel und Medizinprodukte (BfArM) zugelassenen Indikation
RLV	Regelleistungsvolumen; diese steuern die Leistungsmenge der niedergelassenen Ärzte. Sie beschreiben die Höchstmenge an Leistungen, für die ein Arzt ein festes Honorar erhält. Bei Überschreitung erfolgt eine Abstaffelung der Leistung auf 10%
RPharmR	Regierungs-Pharmazie-Rat
SGB	Sozialgesetzbuch
Sprachschwurbel	Umgangssprache der Kassenärztlichen Vereinigung mit Dritten

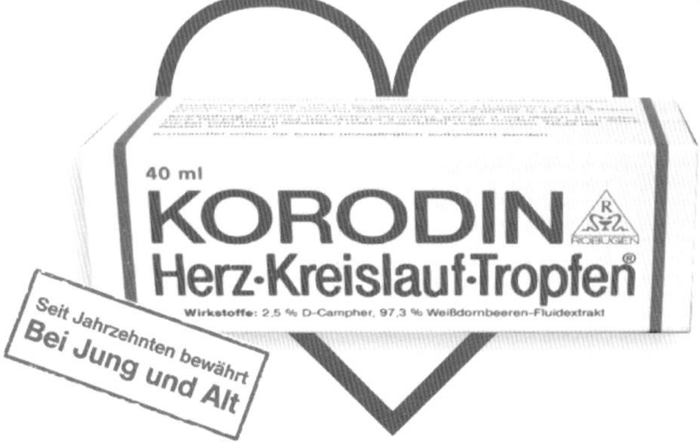
40 ml
KORODIN
ROBUGEN
Herz-Kreislauf-Tropfen®
Wirkstoffe: 2,5 % D-Campher, 97,3 % Weißdornbeeren-Fluidextrakt
Seit Jahrzehnten bewährt
Bei Jung und Alt

Statt eines Vorwortes

Der Exodus deutscher Ärzte ins Ausland hat eingesetzt.

Statt vielleicht 5% im Augenblick vielleicht bald 100% in der Zukunft.

Das dürfte erhebliche Einsparungen zur Folge haben können:

- ohne Ärzte werden die Gesamtausgaben im Gesundheitswesen sehr stark fallen,
- Krankenhäuser wären überflüssig,
- die Ärztekammern können ebenso wie die Kassenärztlichen Vereinigungen aufgelöst werden,
- Rettungsstationen geschlossen werden,
- …

Kurz: Paradiesische Zustände für den Bundesgesundheitsminister, die Bundeshaushaltsverantwortlichen und die Krankenkassen, die sich dann nur noch mit sich selbst beschäftigen müssen …

Ein Schelm, wer Arges dabei denkt!

Kleve, 2012

Kran(k)enburg und die gute Fee

Vor langer Zeit, es ist erst ein paar Jahre her, schaute Hendricks Barbara, die gute Fee Babsi vom Niederrhein, auf die Gemeinde Kran(k)enburg. Und was sie sah, betrübte ihr Herz: die redlichen Bürger von Kran(k)enburg suchten einen Arzt. Denn die Not war daselbst groß. Nur eine einzige Arztpraxis versorgte die mehr als 10.000 Einwohner dort.

Der fleißige Bürgermeister Steins hatte alle Hebel in Bewegung gesetzt. Nur leere Versprechungen waren sein Erfolg.

So schaltete sich schließlich Babsi ein. Und da sie als gute Fee auch über segensreiche Beziehungen zu anderen Wohltätern verfügte, rief sie all diese zu einer Konferenz zusammen im Seniorenzentrum von Kran(k)enburg im Februar Anno Domini 2009. Denn Babsi war eine Wahl-Fee. Und sie vertrat den örtlichen Feen-Bezirk im weit-entfernten Auenlande Berlin im Bundestag.

Was musste die gute Babsi sich da alles anhören: Unmut des Wahlvolkes über die hochbezahlten öffentlich-rechtlichen Wohltäter der Kassenärztlichen Vereinigung, die über das ärztliche Wohl und Wehe am Niederrhein vorgaben zu wachen. Das hatte Babsi nicht erwartet. Das erfüllte ihr Herz mit Trauer. Hatte sie doch selbst, nur das Gute im Menschen sehend, für die neueste Gesundheitsreform gestimmt. Doch Bitterkeit holte sie nun ein: Wollten doch Ärzte für ihre Arbeit bezahlt werden.

Sie sah die Not der Kran(k)enburger – aber an diesem Abend konnte sie nicht helfen.

Resignation entsprach aber nicht Babsis Feen-Wesen. Sie telefonierte. Sie schrieb. Sie sprach. Und schließlich erhörte sie Wohltäter Hansen, der da führt die Kassenärztliche Vereinigung. Ja, er könne *„eine Vergütungsperspektive anbieten, die sich nach der Anzahl der effektiv behandelten Patienten bemisst“* – erklärte dieser Mäzen gönnerhaft in einem Schreiben an sie.

Voll der Freude über ihren Erfolg tat die Wahl-Fee dieses in der Rheinischen Post kund – am 11. März 2009.

Aber sie hatte die Rechnung ohne den Wohltäter gemacht. Wollte doch eine Klever Praxis in Kran(k)enburg eine Zweitpraxis eröffnen, um die größte Not vor Ort zu lindern. Auch eine erfahrene Ärztin ward nach langem Suchen gefunden.

Voll der Freude wandte sich die Praxis an die Wohltäter-Organisation. Und es begann diese Samariter-Organisation mit Namen Kassenärztliche Vereinigung Nordrhein zu rechnen.

Es schrie der Elefant – und er gebar eine Maus am 12. März 2009: Die Ärztin dürfe alle Kran(k)enburger behandeln – aber nur 126,5 Patienten abrechnen; dies entspräche einem Umsatz (nicht Einkommen!) von € 4.350,-.

Nein, nicht pro Monat, sondern pro Quartal! Also für 3 Monate!

Und von diesen € 1450.- pro Monat kann nicht einmal eine Ärztin leben ...

Und so, liebe Wahl-Fee, wird Kran(k)enburg wohl weiter auf ärztliche Hilfe warten. Aber bald ist auch wieder Feen-Wahltag ...

Nachtrag:

Heute, mehr als 3 Jahre später, lese ich in der Rheinischen Post, dass es auch künftig keinen weiteren Arzt in Kranenburg geben wird. Der Kollege muss als Einzelkämpfer weiterhin 10.000 Einwohner versorgen – darf aber nur ca. 1.200 Patienten pro Quartal behandeln bzw. abrechnen, ansonsten wird er durch die Kassenärztliche Vereinigung abgestraft bzw. *„abgestaffelt“*.

Dr. Barbara Hendricks MdB hat sich leider aus der Diskussion um einen weiteren Arzt in Kranenburg zurückgezogen. Ich bedaure dies!

Ihr Gegenspieler Ronald Pofalla MdB von der CDU, hat sich diesbezüglich für seinen Wahlkreis und die Gemeinde Kranenburg erst gar nicht zu Wort gemeldet.

Ähnliches muss leider auch für den Abgeordneten der FDP und der Grünen gesagt werden (wer sind eigentlich die jeweiligen Kandidaten/innen?).

Kranenburg steht auf Platz 41 der deutschen Regionen mit drohender ärztlicher Unterversorgung – woraus man messerscharf schließen kann, dass es Regionen gibt, denen es noch schlechter geht.

2013 steht die nächste Bundestagswahl an.

Leserbrief zu dem Kommentar von Frau Eva Quadbeck:

Persönlich – Leonhard Hansen

Offener Brief in der Rheinischen Post (RP) 10. Juni 2009

Prophetische Worte – oder: Die chinesische Variante des Dr. Hansen

Sehr geehrter Herr Kollege Hansen,

Sie haben als mächtiger Vorsitzender der Kassenärztlichen Vereinigung Nordrhein Ihren Rücktritt angekündigt und wollen nun nach 10-jähriger Pause wieder ärztlich tätig werden.

Willkommen also in den Niederungen des täglichen Lebens eines facharztlosen Allgemeinmediziners. Sie werden sich nun – wie alle bisher von Ihnen vertretenden Ärzte – mit den unter Ihrer Leitung eingeführten Budgets, Metoo-Präparaten, Generika-Quoten, Hausarztverträgen, Regelleistungsvolumina und Regressen befassen müssen. Willkommen also im Club derjenigen, die täglich für die Interessen der ihnen anvertrauten Patienten kämpfen. Sie werden nun selbst beurteilen können, ob die Behauptung von NRW-Sozialminister Laumann zutrifft, Sie haben bei den Honoraren schlecht verhandelt.

Ein üblicher chinesischer Brauch ist es, hohe Regierungskader für ein paar Jahre zu entmachten und zur Handarbeit auf das Land zu schicken. Sie lernen dort wieder Bescheidenheit und Realitätssinn bei der Bewältigung der täglichen Schwierigkeiten ihres Lebens und das der Bürger ihres Landes. Aus ihnen sind geläuterte Reformer hervorgegangen, die China zur Weltspitze katapultiert haben. Wie auch Sie sind die Chinesen *„Gemütsakrobaten"* (Ihnen zugeschriebenes Zitat der Rheinischen Post), die diese Demütigungen bei Abstimmungsniederlagen mit Würde ertragen haben – wenn auch ohne Pensionsansprüche und Übergangsbeihilfen wie in Ihrem Falle.

Ich stimme Ihnen zu: eine *„Talibanisierung der Ärzteschaft"* (Ihnen zugeschriebenes Zitat der RP) führt uns nicht weiter – vielleicht aber die chinesische Variante. In Ihrem Falle, sehr geehrter Kollege Hansen, steht Ihnen dann noch eine großartige politische Karriere bevor: zum Nutzen der Ärzte und der Ihnen und ihnen anvertrauten Patienten.

Dr. med. Klever

Facharzt für Allgemeinmedizin

Nachtrag:

Dr. Leonhard Hansen ist heute Mitglied des Schiedsamtes des AMNOG. Das Arzneimittelmarktneuordnungsgesetz (AMNOG) sieht vor, dass die Hersteller von innovativen Arzneimitteln mit dem GKV-Spitzenverband den Preis für dieses Arzneimittel aushandeln. Kommen sie dabei zu keinem Ergebnis, können sie nach § 130b SGB V eine Schiedsstelle anrufen, die den Preis festlegt.

Eines wusste auch meine Großmutter schon: Unkraut vergeht nicht!

Ein Schelm, wer Arges dabei denkt!

Überraschung!

Ein Allgemeinmediziner ist niemals vor Überraschungen sicher. Der Patient konfrontiert ihn mit den merkwürdigsten Beschwerden, die zu keiner bekannten Diagnosen passen wollen – und die KV mit merkwürdigeren und noch weniger nachvollziehbaren Schriftstücken, die jeder Arzt zunächst entsprachschwurbeln muss.

Heute nun aber ein Schreiben der besonderen Art des Landesamtes für Zentrale Polizeiliche Dienste Nordrhein-Westfalen. Schon das Aufreißen des Umschlages und das Erscheinen des Wappens bei der Entnahme des Schriftstückes führte zu einem Grimmen in der Magengegend: Hatte ich falsch geparkt? Die Geschwindigkeit übertreten? Auf der Autobahn gedrängelt?

> *„Sehr geehrte Damen und Herren,*
>
> *im obigen Quartal (II/2008) haben Sie das beiliegende Rezept verordnet. Leider entspricht das Rezept nicht der Freien Heilfürsorge der Polizei Nordrhein-Westfahlen. Aus diesem Grund bitte ich um Stellungnahme ihrerseits auf dem beigefügten Beiblatt und Rücksendung es Schreibens innerhalb von zwei Wochen.*
>
> *Mit freundlichen Grüßen*
> *Im Auftrage*
>
> *RPharmR"*

2008 – lang, lang ist es her. Jetzt haben wird doch schon Juni 2012. Natürlich erinnern wir uns bei mehr als 5.000 Rezepten pro Quartal und 20.000 Rezepten pro Jahr nicht mehr präzise an jedes Rezept und so ist es nicht verwunderlich, dass wir Hilfe bedurften, um uns zu erinnern, was genau vor ungefähr 100.000 Rezepten im Dienste der Kassenärztlichen Vereinigung rezeptiert worden war.

Zum Glück gibt es eine Praxissoftware, die hilft, den Fall zu rekonstruieren:

Damals kam ein Polizist in unsere Praxis und bat um eine Impfung gegen die Früh-Sommer-Meningo-Encephalitis, kurz FSME genannt, da er in den

Sommerferien einen Urlaub in Bayern plante. Ein Endemie-Gebiet der FSME – dazu viele von diesen kleinen Zecken-Krabbeltieren. Ja, eine sehr unangenehme Krankheit, diese FSME.

Wir checkten also kurz die rechtlichen Rahmenbedingungen:

- Uneingeschränkte Impfempfehlung des Paul-Ehrlich-Institutes
- Freie Heilfürsorge

Also kein Problem.

Gesagt – getan.

Kosten des Impfstoffes: € 38.10; abzgl. Apotheken-Rabatt: € 35.80.

Heute, fast vier Jahre später, dann doch ein Problem: Zwar hat ein Polizist als Staatsdiener Anspruch auf freie Heilfürsorge bei einem niedergelassenen Kassen-Arzt seiner Wahl – dies gilt aber nicht bei *„prophylaktischen"* Impfungen. Hier ist vorgeschrieben, dass er sich an den zuständigen Polizei-Arzt wenden muss, der für den Kreis Kleve in Düsseldorf sitzt, knappe 100 Kilometer von Kleve entfernt.

Also sollen wir als Arztpraxis die Kosten für den Impfstoff übernehmen – quasi als Schadensersatz.

Moment mal: Der Polizist hat Anspruch auf freie Heilfürsorge – er hätte die Impfung von einem Polizeiarzt erhalten müssen, da die Indikation für diese Impfung vorlag. Wo also liegt der Schaden für das Bundesland Nordrhein-Westfahlen? Und wie beziffert man diesen?

Wir überschlugen kurz die Kosten: Dienstfahrt von Kleve nach Düsseldorf zur Impfung und zurück– der Polizist während dieser Zeit nicht im aktiven Dienst, sondern Vertretung durch Kollegen, Polizist muss gefahren werden usw. Überschlägig geschätzt: € 500.-- ! Ganz schön teuer so eine Impfung durch den Polizei-Arzt – da weiß man als Steuerzahler die Kosten eines Polizisten-Impfpasses ganz anders zu würdigen.

Und diese ganzen Kosten haben wir dem Land Nordrhein-Westfalen und damit den Steuerzahlern erspart.

Nein, diese Einsparungen für die Steuerzahler würden nicht zu unseren Gunsten zählen. Da waren wir uns ganz sicher.

Nun, vielleicht hätte das Bundesland den Impfstoff billiger einkaufen können. Dann und nur dann läge ein Vermögensschaden zu Lasten der öffentlichen Verwaltung vor.

Was liegt also näher, als den zuständigen Referenten anzurufen, um ihn mit dieser Frage zu konfrontieren. Leider wusste der zuständige Herr Regierungs-Pharmazie-Rat – zungenbrecherisch auch RPharmR genannt – im Dienstgebäude hierauf keine Antwort – aber es leuchtete ihm ein, dass es ja eigentlich nur um den Differenzbetrag gehen könne. Andernfalls würde sich das Land NRW ja bereichern, da der Polizist ja auf unsere Kosten geimpft worden wäre und das Land NRW dadurch einen Vermögensvorteil hätte, da der Polizist auf unsere Kosten nun einen höherwertigen Impfschutz habe.

Ja, das sei irgendwie nachvollziehbar.

Ja, er wolle sich darum kümmern, erklärte der Herr Regierungs-Pharmazie-Rat am Telefon.

Nein, das Bundesland NRW wolle sich nicht auf unsere Kosten bereichern.

Ja, wir bräuchten auch nur diesen Differenzbetrag an die Landeskasse zurückzuzahlen.

Ja, er wolle uns kurzfristig den Einkaufspreis des Landes für diesen Impfstoff mitteilen.

Die Zeit vergeht. Wer sich nicht meldet innerhalb des von ihm selbst vorgegebenen Zeitraumes ist unser Sachbearbeiter. Dafür melden wir uns am letzten Tage der von ihm gesetzten Frist aber bei ihm.

Ja, ihm sei der Fall immer noch geläufig.

Ja, das wäre in der Tat ja auch sehr ungewöhnlich.

Nein, so etwas habe er noch nie erlebt.

Ja, aus diesem Grunde habe er den Fall auch abgeschlossen.

Wie bitte?! Abgeschlossen?! Warum er uns über seine Entscheidung nicht informiert habe?

Ja, man habe ja soviel zu tun. Ja, wenn es etwas Wichtiges gewesen wäre, hätte er sich schon bei uns gemeldet. Nein, damit sei die Angelegenheit abgeschlossen.

Wir baten um einen schriftlichen Bescheid.

Ja, dann müsse er das eben schreiben. Ob wir den denn wirklich wollten?

Ja, wir wollten – zum ordnungsgemäßen Abschluss dieser Beanstandung.

Ja, dann wolle er uns das schreiben – und darauf warten wir immer noch, seit mehr als zwei Wochen.

Ach ja – gegen FSME wird man dreimal geimpft. Der Polizist hat – leitlinienkonform in den entsprechenden Abständen – auch alle drei Impfungen erhalten.

Und somit warten wir auf die nächsten Rezept-Beanstandungen …

Nachtrag 1:

Heute kam dann doch ein Schreiben. Herr RPharmR entschuldigte sich für die Unannehmlichkeiten.

Entschuldigung angenommen!

Nachtrag 2:

Heute – nochmals vier Wochen später – erhielten wir ein Schreiben der Prüfungsstelle der Ärzte und Krankenkassen Nordrhein. Allein der sprachschwurbelige „*Betreff*" ist lesenswert (oder waffenscheinpflichtig?):

„Antrag des Landesamtes für Zentrale Polizeiliche Dienste Nordrhein-Westfahlen gemäß § 9 des Vertrages über die ambulante ärztliche Versorgung der Polizeibeamten im Rahmen der Freien Heilfürsorge auf Prüfung in besonderen Fällen – unzulässige Arzneiverordnung – gem. § 15 bzw. § 16 der zum Zeitpunkt der Antragstellung gültigen Prüfvereinbarung in dem Quartal 2/2008"

Sehr geehrter Herr Dr. Klever,

die Freie Heilfürsorge der Polizei hat den Antrag vom 15.12.2008 zu dem oben genannten Verfahren zurückgenommen. Somit hat das Verfahren seinen Abschluss gefunden.

Mit freundlichen Grüßen

Ich stutze!

Dann lese ich das Datum noch einmal – und tatsächlich steht dort: 15.12.2008 !!!

Da frage ich mich doch, auf wessen Schreibtisch hat dieser Antrag die letzten 3,5 Jahre gelegen, um nicht bearbeitet zu werden.

Ist dieser Sachbearbeiter hierfür haftbar?

Soviel zur Effektivität der Bürokratie im Gesundheitswesen!

Ein Schelm, wer Arges dabei denkt!

Ping-Pong-Medizin

Nein, bei der Ping-Pong-Medizin handelt es nicht um eine neue Variante der traditionellen Chinesische Medizin (auch TCM genannt).

Es ist reale KV-Medizin in Deutschland!

Es ist schlicht das alltägliche Problem eines jeden KV-Arztes in Deutschland: Wie bringe ich

a) Diagnose und Medikation bzw.

b) Medikation und Diagnose

in Übereinstimmung mit den KV-Richtlinien.

Sie glauben, dies sei doch eigentlich selbstverständlich? Dann kennen Sie unser KV-System noch nicht. Es geht hier um die Lösung der altbewährte Frage: Was war zuerst da – das Hühnchen oder das Ei?

Zum Hintergrund: Unser KV-System schließt zahlreiche Arzneimittel von der Erstattung aus.

Damit kann ich leben – gäbe es nicht die berühmten Ausnahmen. Ich darf diese Medikamente ausnahmsweise (!) zu Lasten der Gesetzlichen Krankenversicherung verschreiben, wenn eine ganz bestimmte Erkrankung vorliegt – und darf diese nicht mehr verschreiben, sobald diese Erkrankung nicht mehr vorliegt.

Sie können mir folgen?

Dann haben Sie das System nicht verstanden!

Es heißt Ping-Pong-Medizin.

Lassen Sie es mich erklären anhand des vor mir sitzenden Patienten (und von diesen Schwerkrankranken habe ich in unserer Praxis mehrere):

- **Ping:** Herr K. kommt aus dem Krankenhaus: akute Herzinsuffizienz. Es war nicht das erste Mal für Herrn K. Das Herz ist so sehr geschwächt, dass jede geringe Anstrengung zur Qual wird.

  Dieses Mal war es besonders kritisch. Die Pumpleistung des Herzens war zu schwach, um das Blut im Umlauf zu halten. Dies führte zu massiven Wassereinlagerungen im Körper, die dann mit sehr großen Mengen Diuretika ausgespült werden mussten und weiterhin müssen.

Gefürchtet bei dieser Art der Therapie ist, dass es zu einer sogenannten *„Elektrolytentgleisung"* kommt; denn mit der Ausscheidung von Wasser verliert der Patient gleichzeitig auch die für seinen Körper notwendigen Salze, die er nicht so einfach ersetzen kann. Insbesondere der Verlust von Kalium bedroht die Gesundheit und das Leben des Patienten.

Diese Krankheit heißt *„Hypokaliämie"* und ist eine Indikation zur Behandlung mit einem ansonsten nicht-verschreibungsfähigen Medikament Namens *„Kalinor"*. Dies darf gemäß Ausnahmeziffer (ich liebe derartige *„Ausnahmen"* in den deutschen Gesetzen) in derartigen besonderen Falle verschrieben werden, aber nur und ausschließlich, solange eine *„Hypokaliämie"* tatsächlich vorliegt.

30 Tabletten kosten € 16,51; das Krankenhaus empfiehlt die Einnahme von 2 Tabletten täglich.

Natürlich erhält der Patient die Tabletten von mir auf dem roten Kassenrezept weiter verschrieben.

- **Pong:** Eine derartige Therapie bedarf natürlich einer Überwachung, spätestens alle 2 Wochen. Zum einen wegen der Schwere der Herzinsuffizienz – zum anderen zur Überwachung des Kaliumspiegels. Und zur Überraschung aller Beteiligten – einschließlich des Patienten – befindet sich der Kaliumspiegel wieder im Normbereich.

Die *„Hypokaliämie"* war erfolgreich behandelt worden!

Damit entfallen aber gleichzeitig die Voraussetzungen für eine Weiterbehandlung mit diesem Präparat; denn es liegt ja keine Erkrankung mit dem ICD-konfomen Begriff *„Hypokaliämie"* mehr vor.

Also erkläre ich Herrn K. sehr ausführlich und pflichtgemäß, dass er von nun an auf Kalium-reiche Kost achten muss (z.B. Bananen), um nicht wieder einen Kalium-Mangel zu erleiden; denn die Tabletten dürfe ich nicht mehr verschreiben.

Aus der Diagnose *„Hypokaliämie – Diagnose gesichert"* wird nun *„Hypokaliämie – Zustand nach"*. Damit demonstriere ich auch der KV gegenüber meine erfolgreiche Therapie und die KV hat wieder einen Pluspunkt mehr in ihrer Leistungsstatistik.

Der Patient versteht nur *„Bahnhof"* und weiß, dass ich ihm in spätestens 2 Wochen die Tabletten wieder aufschreiben werde – nach der nächsten Blutentnahme.

- **Ping:** Die 2 Wochen sind um, Herr K. und ich schauen uns beide siegesgewiss in die Augen. Und tatsächlich, der Kaliumspiegel liegt wieder unterhalb des Normbereiches.

  Also wird die Diagnose wieder geändert von *„Hypokaliämie – Zustand nach"* in *„Hypokaliämie - gesichert"*, der Patient erhält seine Kalinor-Tabletten und wir vereinbaren einen Termin in 2 Wochen.

- **Pong:** Wieder 2 Wochen später – natürlich ist der Kalium-Spiegel wieder im Normbereich. Ich ändere noch einmal die Diagnosen, was aber nicht so einfach ist, wie es klingt; denn das KV-System erkennt nicht an, dass Herr K. (oder auch ein anderer Patient) zweimal im Quartal mit derselben Diagnose erkrankt.

  Der Patient erhält wieder sein Kalinor und wir vereinbaren einen neuen Termin in 2 Wochen.

- **Ping:** Nach 2 Wochen …

- **Pong:** …

Und so weiter …

Und wenn er nicht gestorben ist, funktioniert das KV-System noch immer.

Ein Schelm, wer Arges dabei denkt.

Hausbesuch

Hausbesuche sind das tägliche Brot des niedergelassenen Hausarztes, aber dank einer eher bescheidenen Bezahlung in Relation zu dem dazugehörigen Zeitaufwand nicht sehr beliebt. Dies bedeutet, dass wir versuchen, jeden Patienten in die Praxis lotsen. Manchmal müssen daher Patienten bei unseren tapferen Arzthelferinnen schon Überzeugungsarbeit leisten, wenn sie einen Hausbesuch wünschen.

Das ändert nichts daran, dass wir kommen, wenn wir gerufen werden.

Die Steigerung des normalen Hausbesuches ist der dringende Hausbesuch. Er erfolgt unverzüglich direkt aus der Praxis – unverzüglich, da es hier um Leben oder Tod gehen kann und um den Patienten vor Schaden zu bewahren.

Heute gegen 8.45 Uhr kam meine Arzthelferin auf mich zu:

„Herr Dr. Klever, ich hatte gerade einen Anruf von Frau S. – ihr Vater ist diese Nacht aus dem Bett gefallen und klagt seitdem über starke Schmerzen im der linken Hüfte. Und das Bein sähe so komisch aus . . . Die wollen unbedingt einen kurzfristigen Hausbesuch!“

Obwohl das Telefonat längst beendet war, fuchtelte sie immer noch mit dem Hörer herum, um mir die Dringlichkeit zu verdeutlichen.

Sie, die patientensorgengestählte Mitarbeiterin signalisierte Eile.

Obwohl ich schon seit fast 10 Jahren niedergelassen bin und in diesem kleinen Dorf arbeite, sind mir die familiären Verhältnisse in der Gemeinde immer noch nicht vollkommen geläufig. Zudem ist der Name *„S.“* nicht eben selten – auch nicht in dem kleinen Ort meiner Praxis am Niederrhein.

Zudem zeichnet sich mein Namensgedächtnis nicht durch eine übermäßige Präzision aus, was mir schon während des Studiums beim Lernen der anatomischen Bezeichnungen das Leben erschwerte und meinen Professor zur Verzweiflung brachte.

„Herr Dr. Klever – sie wissen doch, das ist die Tochter von Herrn M.“

Sie sah immer noch meinen verzweifelten Gesichtsausdruck. Auch dieser Name *„M.“* half mir nicht weiter.

„Sie wissen doch, der Patient, den sie nach dem dringenden Hausbesuch

vor drei Wochen mit Blaulicht und Notarzt ins Krankenhaus eingeliefert haben."

Es klingelte – ich sah den Patienten wieder vor mir: Absolute Arrhythmie bei Vorhofflimmern, massivste Herzinsuffizienz, Luftnot mit blauen Lippen. Und jetzt noch aus dem Bett gefallen, Schmerzen in der Hüfte, das Bein würde so komisch aussehen – das klang nicht gut und eher nach einem Oberschenkelhalsbruch.

„Schnelles Handeln" lautete damit mein Auftrag.

„Okay – ich hole die Autoschlüssel und meine Tasche. Drucken Sie mir bitte schon einmal einen Einweisungs- und Transportschein aus, dann rufen sie bitte Frau S. an, dass ich sofort komme."

Ich hechtete am Wartezimmer vorbei – über dreißig fragende Augenpaare folgten meinen eilenden Schritten. Schnell die zwanzig Stufen hinauf in mein kleines Büro, den Autoschlüssel vom Schreibtisch greifen, dann wieder die Treppe hinunter und im Vorbeigehen die Arzttasche greifen.

Neben meiner Mitarbeiterin surrte der Drucker und spuckte mehrere Seiten Papier aus: Einweisung, Überweisung, Krankentransportschein.

Es geht eben nichts über eine gute Organisation in der Praxis!

Nur irgendetwas stimmte mit meiner Mitarbeiterin nicht: die Augen weit aufgerissen und mit offenem Mund saß sie wie gelähmt auf ihrem Stuhl, die Hand auf dem soeben aufgelegten Telefonhörer.

„Das glauben sie jetzt nicht. Frau S. hat mir soeben mitgeteilt, das mit dem Hausbesuch gehe jetzt nicht; denn ihr Vater habe im 09.00 Uhr einen Friseurtermin. Ihre Schwester habe den Vater aus dem Bett irgendwie ins Auto verfrachtet und zum Haarschneiden gefahren. Sie sollten zu dem Hausbesuch bitte erst nach 10.30 Uhr kommen. Dann seien die beiden bestimmt zurück."

An der Stelle wurde auch ich sprachlos.

Ach ja, der Weg zum Friseur in die Stadt Kleve führt direkt an unserer Praxis vorbei – sowohl auf bei der Hin- als auch bei der Rückfahrt zum Haus des Patienten.

Ein Schelm, wer Arges dabei denkt.

„Elf-Ührken"

Herr L. wird heute 99 Jahre alt – und ich bin am heutigen Samstag eingeladen zu seinem Geburtstag: Kaffee und Kuchen im Altersheim.

So wie jedes Jahr seit seinem 90. Geburtstag.

Und ich weiß daher, dass sich der Küchenchef dort den Namen *„Maitre de Cuisine"* nicht nur durch die Zubereitung des täglichen Mittagessens verdient, sondern insbesondere auch durch seine diversen Creationen der Süßspeisen. Und die esse ich besonders gerne (ja, ja, ich weiß: Auch bei mir werden im Alter die Hosen immer enger …)

Kennengelernt habe ich Herrn L. vor 9 Jahren, ein paar Tage vor seinem 90. Geburtstag. Er war gerade in die Senioren-Residenz umgezogen – und jetzt lag er im Bett und wollte nicht aufstehen.

So wurde ich damals von der Heimleitung gerufen.

„Es ist dringend!" betonte der Pfleger am Telefon. *„Der Blutdruck ist bedenklich niedrig."*

Da brauchte man nicht zu diskutieren – raus aus der vollen Morgen-Sprechstunde, auf ins Heim.

„Guten Morgen – mein Name ich Dr. Klever. Was haben sie für Beschwerden?"

Zwei müde Augen sahen mich an.

„Herr Doktor – ich fühle mich nicht gut – der Blutdruck ist so niedrig."

In der Tat – ein Blutdruck von 95/60 mmHg würde auch mich daran hindern, freudig aus dem Bett zu springen.

„Nehmen Sie irgendwelche Medikamente?"

Jetzt funkelten mich seine Augen an.

„Ich nehme nicht einen solchen Chemiekram!"

Das war klar! Das war bestimmt! Das war bestimmend!

Ich hatte ihn mit nur einem Satz aus der Reserve gelockt. Etwas Verbitterung klang mit.

„Seit wann sind sie hier in der Residenz?" fragte ich freundlich.

„Vor ein paar Tagen haben die mich hierher abgeschoben!"

Wut lag in seiner Stimme.

„Und wer sind denn ‚die'?" fragte ich freundlich.

„Alles haben die mir genommen!"

Die Unbestimmtheit ließ sich also steigern. Ich wusste nicht, wer *„die"* waren und was der Patient mit dem Begriff *„alles"* meinte.

„Was hat man Ihnen denn ‚alles' genommen?"

„Nicht 'mal einen ordentlichen Schnaps am Morgen gibt es hier."

Aha – daher wehte also der Wind.

Aber da war nun guter Rat teuer. Ich überlegte kurz.

„Wie wäre es denn mit einem Elf-Ührken?"

Das *„Elf-Ührken"* ist eine gebräuchliche niederrheinische Tradition und besonders noch bei der älteren Bevölkerung sehr beliebt: Es ist der erste Schnaps des Tages und wird gegen 11.00 Uhr getrunken. Daher sein Name: *„Elf-Ührken"* für umgangssprachlich *„Elf-Ührchen"*.

Seine Augen strahlten. Mühsam schob er sich in seinem Bett etwas nach oben. Das Eis in unserer Kommunikation war gebrochen, was mich aber sofort vor das nächste Problem stellte: *„Woher kriege ich jetzt nur auf die Schnelle ein Schnäpschen?"*

Da hatte ich eine Idee.

„Nun – ich habe kein normales Elf-Ührken – sondern ein Apotheker-Elf-Ührken. So einen richtigen Apotheker-Schnaps. Ein reines Naturprodukt – aber sehr gewöhnungsbedürftig."

Das tat der sichtbaren Freude meines Patienten keinen Abbruch!

„Tja – und den trinkt man auch nicht aus einem Pinnecken – sondern mit viel Zucker von einem Löffel. Und anschließend wird das Apotheker-Elf-Ührken hinuntergesckluckt – auf einmal - so wie beim Wodka-Trinken."

Auch das irritierte meinen Patienten nicht. Mehr war der Pfleger verunsichert, der mit offenem Mund neben dem Patienten stand. Aber er besorgte mir umgehend das Gewünschte: Einen Löffel, Zucker und ein Glas Wasser.

Aus meinem Arztkoffer entnahm ich das kleine Fläschchen mit *„Korodin"*, einem Medikament, das neben 60% Alkohol viel Campher (zur Anregung des Blutdruckes) und einem Auszug von Weißdornfrüchten (zur Unterstützung der Herzfunktion) enthält. Üblicherweise wird dieses Natur-Arzneimittel eingesetzt bei niedrigem Blutdruck und damit einhergehender Beschwerden wie Schwindel und Schwarzwerden vor Augen. Daher habe ich es immer in meinem Arztkoffer.

Und der niedrige Blutdruck mit all seinen Begleitsymptomen – genau das lag meinem Patienten vor. Ich konnte das für den Patienten *„Angenehme"* mit dem *„Nützlichen"* verbinden. Ein sogenannten *„Win-Win"*-Medikament.

Ich zelebrierte die Zubereitung: Sorgsam schüttete ich die weißen Zuckerkristalle aus dem Zuckerstreuer in den Speiselöffel, bis der Boden gut bedeckt war. Dann entnahm ich das kleine Fläschchen *„Korodin"* und öffnete es.

„Das Zeug ist so stark, dass man jeden Tropfen abzählen muss!" erklärte ich und tröpfelte langsam unter lautem Zählen die braune Flüssigkeit auf den Zucker.

„... neunzehn, zwanzig – und fertig!"

Die Luft des Raumes erfüllte sich langsam mit dem typischen Geruch des Camphers.

„Wie gesagt – das ist ein Apotheker-Schnaps. Augen zu und durch"

Er nickte.

Also Augen zu und durch: Mund auf – Löffel rein – Mund zu – und den Löffel nach oben wegziehen.

Der Zucker knirschte zwischen den Zähnen.

Der Patient öffnete den Mund. Die Augen weit aufgerissen holte er tief Luft – dann schüttelte er sich und schluckte es hinunter.

Die Wirkung des Camphers entfaltete sich sofort. Die rote Farbe kehrte in das blasse Gesicht zurück.

„Mensch Doktorchen – der Stoff ist gut."

Ich bat den Pfleger noch einmal, den Blutdruck zu messen.

„130/80!" murmelte der Pfleger ungläubig, mehr für sich als für den Patienten und mich bestimmt.

Alle Beschwerden des Patienten waren schlagartig verschwunden. Der Patient stand auf – und verlangte dann nach einem kräftigen Frühstück: *„Mit Wurst, Käse und einem Ei.“*

Der Pfleger beeilte sich, dies zu organisieren.

Und der Patient war glücklich und zufrieden.

Seit dieser Zeit erhält der Patient täglich sein *„Apotheker-Elf-Ührken“*. Er nennt mich weiterhin *„Doktorchen“* und ich darf ihn *„Heinrich“* nennen.

Vor ein paar Jahren hat er sich dann ein Mädchen in der Senioren-Residenz angelacht, immerhin fast zwanzig Jahre jünger als er. Aber mit dem Alter werden auch die Altersunterschiede relativ – sie feiert in diesem Jahr ihren 80. Geburtstag. Mit ihr lebt er trauscheinfrei in einem gemeinsamen Zimmer.

Ein Schelm, wer Arges dabei denkt.

Moderne Zeiten

Ja, ich gestehe es: Ich gehöre inzwischen zu der älteren Generation. Gänzlich unvorbereitet bewusst wurde mir dieser Umstand, als ich vor ein paar Monaten bei einer Familienfeier mit freundlichen Worten des Gastgebers gebeten wurde, doch am *„Seniorentisch“* Platz zu nehmen. Und da saß ich nun mit einem Male zusammen mit all den netten Großeltern, die die Fotos ihrer Enkelkinder herumreichten während ich noch die Kinderbilder meiner beiden Jungs im Portemonnaie trage.

Ja, ich gehöre zu der Generation, die morgens unter der Dusche noch Radio hört – und seitdem wir eine neue Dusche in unserem Haus haben, gibt es dort sogar ein wasserdichtes Dusch-Radio.

So viel Luxus musste sein!

Und damit bin ich nun ein Oldie und in den Augen meiner beiden (fast) erwachsenen Kinder *„internetmäßig vollkommen abgechillt“*, was immer diese deutsch-englische Wortkombination auch bedeuten mag.

Aber das unter-der-Dusche-Radio-hören ist ein sehr sicherer Weg, Informationen zu erhalten. Ein nicht zu unterschätzender Vorteil!

Und im Takt der nachfolgenden Musik trockne ich mich dann ab. So ist die gute Laune für den ganzen Tag gesichert.

Dass es im Zeitalter des Internets auch anders geht, musste ich heute in der Morgensprechstunde erfahren.

„Herr Doktor, kommen sie ganz, ganz schnell! Etwas ganz, ganz furchtbares ist passiert ... Ich glaube mein Mann stirbt !!!“

Panik – gemischt mit Angst!

Im meinem Kopf spulte das so oft eingeübte Notfall-Fragen-Szenario ab: wer – wo – wann – was.

Sie beantwortet mir die ersten beiden Fragen mit bebender Stimme, dann ein Schrei – und die Leitung war tot.

Immerhin wusste ich, wer angerufen hatte und wohin ich musste.

Ich murmelte dem noch vor mir sitzenden verständnislos dreinschauenden Patienten so etwas wie *„Notfall"* zu und stürmte aus dem Behandlungszimmer.

Ich lief an meiner Arzthelferin vorbei und rief ihr zu: *„Rufen sie bitte den Notarzt an! Er soll so schnell wie möglich zur Familie T. kommen!"*

Dann griff ich mir die Arzttasche und den immer startbereiten Defibrillator bevor ich weiter zum Auto stürmte.

Nach kurzer Fahrt stoppte ich meinen Wagen vor dem Haus der Anruferin.

Die angelehnte Haustür des Einfamilienhauses öffnete sich quietschend.

Aus dem oberen Stockwerk hörte ich ein lautes: *„Nein – Nein!"*

Ich stürmte die Treppe hinauf, die erste Tür links.

Wasser plätscherte.

Es roch merkwürdig nach verbranntem Fleisch.

In der Badewanne vor mir lag ein etwa 25-jähriger Mann. Eine weinende junge Frau hielt seinen Kopf über Wasser. Sein fahles Gesicht zuckte, die Lippen blau angelaufen. Immerhin schien er zu atmen – wenn auch sehr flach.

Vor ihm auf dem Bauch ein schwarzer Kasten. Eine dünne schwarze Schnur führte aus der Wanne zu einem kleinen anthrazit-farbenen Kästchen.

„Was ist passiert?"

„Ich hörte einen Schrei - und dann ein merkwürdiges Geräusch. Als ich ins Badezimmer kam, zuckte mein Mann ganz merkwürdig. Versehentlich bin ich hier über den Kasten gestolpert ..."

Sie zeigte auf das kleine anthrazitfarbige Kästchen.

Jetzt konnte ich es identifizieren: Ein Netzteil !!!

Und der Kasten auf seinem Bauch: Ein Laptop !!!

Mit dem Laptop in der Badewanne !!!

Mit externer Stromversorgung !!!

Nicht zur glauben !!!

Eigentlich gibt es so etwas nur im Fernsehen, wo üblicherweise der Föhn ins Wasser fällt. Vielleicht war ich nur im falschen Film?

„D o k t o r !!!"

Zurück in die Wirklichkeit.

„Raus aus dem Wasser mit ihm!"

Ich vergewisserte mich, dass die Stromzufuhr tatsächlich unterbrochen war: Das Notebook war weiterhin verbunden mit dem Netzteil – das Netzteil aber nicht mehr verbunden mit der Steckdose. Durch das Stolpern über das Netzteil hatte die junge Frau diese Verbindung getrennt.

Ich griff ins Wasser und nahm den Rechner heraus. Ein mulmiges Gefühl überkam mich dabei.

Dann drehte ich den Oberkörper des jungen Mannes, griff mit dem Verunglückten unter den Achseln durch und umfasste den quer vor die Brust gelegten Unterarm des Verletzten. Ich konnte ihn so anheben und rückwärtsgehend, auf meinem Oberschenkel gesichert, aus einem Gefahrenbereich ziehen.

Vorsichtig legte ich den Patienten auf den Boden.

Eine Wasserlache bildete sich sofort um ihn herum.

Er schnappte nach Luft.

„Hallo!" versuchte ich ihn anzusprechen.

Der Patient reagierte nicht – er war nicht ansprechbar.

Sein Puls raste.

Ich kniff ihn in die Backe, um einen Schmerzreiz auszulösen.

Nichts!

„Defibrillator!" schoss es mir durch den Kopf. *„Aber - kann man einen Defibrillator nutzen, wenn der Patient in einer Wasserlache liegt?"*

Ich wusste es nicht.

Und fragen konnte ich jetzt auch niemanden.

„Handtuch, ich brauche ein Handtuch!"

Sein Puls raste weiter. Er schien sich sogar zu beschleunigen.

Notdürftig trocknete ich den Patienten ab.

Raus aus der Wasserlache – ich zog den Körper auf den Teppich.

Dann griff ich nach dem Defibrillator:

- Mit linker Hand Defibrillator fixieren.
- Roten Handgriff kräftig ziehen, um Verpackung zu öffnen.
- Klebelektroden der Verpackung entnehmen.
- Elektroden nacheinander von Klebefläche lösen und wie abgebildet fest auf Brustkorb andrücken.
- Den Vorgaben des Defibrillators zum Reanimationsablauf weiter folgen.
- Patienten nicht mehr berühren.
- Blinkende Taste drücken.

Zum Glück würde bei meinem vollautomatischen Gerät die Schockabgabe gleich selbständig erfolgen.

Viele von uns haben schon eine Reanimation mit dem Defibrillator im Fernsehen gesehen – im wahren Leben ist es viel dramatischer.

Alle Muskeln kontrahieren sich gleichzeitig.

Manchmal bäumt sich der Patient kurz auf, wenn die Rückenmuskulatur sich anspannt.

Das alles wusste ich – aber jetzt kam eine Ungewissheit hinzu: Würde der nasse Teppich den Strom auch auf mich weiterleiten?

Würde auch ich einen Stromschlag erhalten?

Würden vielleicht gleich mein Herz und das Herz des Patienten im Gleichtakt schlagen, da beide zur gleichen Zeit einen Stromstoß erhalten?

Ich wusste es nicht – und schloss unwillkürlich die Augen.

Der Defibrillator löste den Stromstoß aus.

Ich verspürte – nichts!

„*Aktion erfolgreich.*“ tönte die blechernde Stimme aus dem Lautsprecher des Defibrillators.

Der Blechkollege konnte mir viel erzählen – Vertrauen ist gut, Kontrolle ist besser. Ich tastete den Puls: Gleichmäßiger Rhythmus – ich zählte 72 Schläge pro Minute.

Die bläulichen Lippen entfärbten sich und nahmen wieder eine leicht rosa Farbe an.

Ich versuchte den Patienten anzusprechen – er reagierte, wenn auch stark verzögert und unkoordiniert.

Die junge Frau starrte mit offenem Mund sprachlos auf den Patienten. Ich beruhigte sie:

„Okay, alles wieder okay!"

Als nächstes Vitalkontrolle mit Messung des Blutdruckes: 125/80.

Puls weiterhin regelmäßig bei 72 Schlägen pro Minute.

Atem regelmäßig.

Es war geschafft – er würde überleben.

Kurz darauf kam der Notarztwagen.

Der nette Kollege schloss ein EKG an. Das Herz zeigte weiterhin regelmäßige Aktionen.

Während die Rettungssanitäter die Trage holten, betrachtete ich die durch den Stromfluss verursachten Wunden am Körper genauer: Stromeintrittstelle war in der Innenfläche der rechten Hand. Vermutlich hatte der Patient das Notebook mit der rechten Hand gehalten und dann auf seinem Bauch abgestellt. Dort war zumindest eine großflächige Stromaustrittsstelle in Höhe des Wasserspiegels der Badewanne mit Blasen und Nekrosen.

Mit anderen Worten: Der direkte Weg des Stromes erfolgte über den rechten Arm über das Herz zur linken Bauchwand hin.

Quasi wie bei einem Defibrillator – nur vollkommen falsch gesteuert.

Der Transport des Patienten erfolgte mit Blaulicht auf die Intensivstation, wo er noch zwei Tage verblieb.

Er war jung – und diese Jugend hatte ihm sein Leben gerettet.

Aber Jugend schützt vor Torheit nicht …

Nachtrag

Als ich gestern Abend nach Hause kam, habe ich sofort geprüft, ob mein kleines Dusch-Radio sicherheitsgeprüft ist.

Ja, es hat die entsprechende Prüfnummer.

Und es besteht auch keine direkte Verbindung zu einer Steckdose. Die Stromversorgung erfolgt durch Batterien.

Im Vergleich zum „*in-der-Badewanne-im-Internet-surfen*“ ist das „*unter-der-Dusche-Radio-hören*“ weiterhin ein sehr sicherer und gefahrloser Weg, Informationen zu erhalten. Ein nicht zu unterschätzender Vorteil!

Das verstanden nach Betrachten der Bilder auch meine Kinder.

Und so freue ich mich weiterhin täglich, dass ich weiterhin morgens pünktlich um 7 Uhr ungefährdet unter der Dusche die neuesten Nachrichten hören kann.

Aber ich bin sicher: Wenn meine Kinder so alt sein werden wie ich, wird auch die gefahrlose Internet-fähige Badewanne erfunden sein …

Ein Schelm, wer Arges dabei denkt.

Die KVNO kämpft für mich !

Es gibt eine neue Rubrik in dem Monatsblatt unserer Kassenärztlichen Vereinigung *„KVNO aktuell"*, die jeder niedergelassene Kassenarzt monatlich erhält: *„Die KVNO kämpft für Sie."*

Heute das Thema: *„Ärger mit dem Formular-Wildwuchs"*.

„Anfragen der Krankenkassen – in vielen Fällen sind sie für Ärzte ein rotes Tuch. Denn häufig benutzen die Sachbearbeiter auf Kassenseite dafür Formulare, die nicht zulässig sind. Die KV Nordrhein setzt dagegen." [1]

Toll – meine Kassenärztliche Vereinigung kämpft für mich.

Sie tut also genau das, wofür sie einmal gegründet worden ist: Meine Interessenvertretung gegenüber den Krankenkassen!

Unglaublich! Unfassbar!

Diese Leistung ist so herausragend, dass man einen langen Artikel darüber im eigenen Mitteilungsblatt *„KVNo aktuell"* schreibt:

„Die KV Nordrhein arbeitet daran, den Formular-Wirrwarr durch ein einheitliches Muster einzudämmen. Alternativ könnten Verträge – besonders Selektivverträge – in Zukunft auch Vereinbarungen zu zulässigen Formularen enthalten. „Wir können damit für alle Beteiligten die zu verwendenden Formulare konkret festlegen und den Formular-Wildwuchs eindämmen", sagt Oliver Platz, Geschäftsführer der Gesundheitsmanagementgesellschaft GMG. Die GMG prüft derzeit im Auftrag der KV Nordrhein, wie sich die Formular-Disziplin der Krankenkassen verbessern lässt." [2]

Wie bitte?!

Da gibt es eine Firma, die beauftragt wurde zu prüfen, wie sich die Formular-Disziplin verbessern lässt!

Das ist doch die ureigenste Aufgabe meiner Kassenärztlichen Vereinigung!

Stattdessen wird diese Fremdfirma GMG auf Kosten meiner KV-Beiträge beauftragt!?

---

1 http://www.kvno.de/60neues/2012/12_07_kvno_kaempft/index.html

2 http://www.kvno.de/60neues/2012/12_07_kvno_kaempft/index.html

Wer ist diese Firma *„GMG"*?[3]

> **GMG Gesundheitsmanagementgesellschaft mbH**
>
> *„Als Tochterunternehmen der Kassenärztlichen Vereinigung Nordrhein mit ihren 18.500 Mitgliedern ist die GMG Gesundheitsmanagementgesellschaft mbH Betreiber von mehr als 70 Notfallpraxen mit 250 Mitarbeitern. Darüber hinaus berät sie Praxen betriebswirtschaftlich und initiiert neue Versorgungsformen."*

Wie praktisch – man beauftragt sich selbst in Form einer 100 prozentigen Tochtergesellschaft. Gleichzeitig könnte man auch so prima Geld hin und her schieben. Naja, das ist natürlich eine nicht gerechtfertigte Unterstellung.

Da fällt mir aber etwas ein!

Hallo – liebe KV, darf ich mich auch um diesen Auftrag bewerben?

Zum Wohle der KV-Ärzte würde ich sogar auf mein Honorar verzichten!

Nein, ich würde nicht nur verzichten – ich verzichte!

Daher kann ich das Ergebnis meiner Beratung auch gleich hier veröffentlichen:

Denn alles ist doch so einfach: Man hinterlegt im Internet alle gültigen Formulare, nummeriert diese (Formularnummern haben diese jetzt schon) – und die Krankenkasse bräuchte nur noch zu schreiben:

„Sehr geehrter Herr Dr. Klever, bitte füllen Sie das KV-Formular XYZ für unseren Versicherten Müller aus."

Und schon wäre das Formularchaos gelöst.

Und die Formulare müssten nicht einmal wie bisher per Post geschickt werden. Das spart Porto und schont die Umwelt.

Der Kampf der KV gegen den Formularwildwuchs wäre damit gewonnen – dank meiner Hilfe! Kostenlos!

Ein Schelm, der Arges dabei denkt!

---

[3] http://www.kvno.de/10praxis/70gmg_gesundheitsmanagement/index.html

Arbeitsunfähigkeitsbescheinigung

Urlaubszeit ist wahrlich harte Arbeitszeit. Natürlich freut man sich, wenn der überarbeitete Kollege aus der Nachbarschaft ein paar sonnige Tage mit seiner Familie am Strand verbringen kann, für einen selbst bedeutet diese Zeit aber eine doppelte Arbeitsbelastung, da seine Patienten von uns mitbetreut werden wollen.

17.30 Uhr: nur noch 10 Patienten harren im Wartezimmer aus. Die Sonne scheint draußen, im Kühlschrank wartet eine leckeres Weizengetränk und im Garten der Liegestuhl. Ich rufe einen jungen, mir unbekannten männlichen Patienten des urlaubenden Kollegen auf und bitte ihn, im Behandlungszimmer Platz zu nehmen.

Was er denn habe?

Ja, er sei am Freitag nach dem Public-Viewing des EM-Spiels auf dem Wege nach Hause überfallen worden.

Das klang böse.

Und jetzt wolle er die Schäden an seinem Körper durch einen Arzt dokumentieren lassen. Eine Anzeige habe er auch schon gestellt.

Was ihm denn passiert sei?

Und ein nicht endend-wollender Redeschwall ergoss sich über mich: Ja, nach dem Länderspiel wollte er nach Hause gehen. Ja, dann war da so ein Typ – ja, dann hätte mit diesem Typ ein Wort das andere ergeben. Und irgendwann sei dessen Faust in seinem Gesicht gewesen, wo sie doch wirklich nicht hingehörte. Ein blaues Auge habe er nun davon.

Nun ja, jeder vier-Tage-alte Mückenstich hätte eine deutlichere Schwellung hinterlassen, von der nicht vorhandenen farblichen Schattierung ganz zu schweigen.

Man hätte ihn gegen das linke Knie getreten.

Ich untersuchte das Knie: Kein Hämatom, keine Schwellung, keine Einschränkung der Beweglichkeit, keine Lockerung des Bandapparates, kein Humpeln oder Nachziehen des Beines.

Und er habe sogar einen blauen Fleck am Oberarm.

In der Tat, an der Innenseite des linken Oberarmes konnte nach längerer Suche ein kleinlicher gelb-bläulicher Fleck von der Größe eines 1-Cent-Stückes ausgemacht werden. Auch eine Nachbearbeitung am PC mit Standardprogrammen wie Photoshop oder ähnlichem hätte man aus dieser *„Mücke"* nur schwerlich einen *„Elefanten"* machen können.

Ja, meinte mein Patient – und gewürgt worden sei er auch. Auch wenn es vier Tage her sei, könne er heute immer noch so schlecht reden. Daher habe er seinem Arbeitgeber mitgeteilt, er habe heute nicht arbeiten können. Und er könne ebenso in den nächsten Tagen nicht arbeiten – wegen der Stimme. Auch das habe er seinem Arbeitgeber mitgeteilt. Er sei schließlich im Außendienst tätig.

Hm – eine Anzeige bei der Polizei, Schadensersatzansprüche der Krankenkasse gegenüber dem Schädiger, finanzielle Forderungen des Arbeitgebers gegenüber diesem Schläger, Schmerzensgeld, Gerichtsverhandlung, ich als Zeuge für die zahlreichen Verletzungen, ich als Verantwortlicher für die Krankschreibung …

Moment mal!

Was wäre eigentlich die Diagnose auf dieser Arbeitsunfähigkeitsbescheinigung?

„Warum sind sie am Freitag nach dem Vorfall eigentlich nicht direkt ins Krankenhaus gegangen, um diese – ähm – Verletzungen behandeln zu lassen?"

„Ach, Herr Doktor, sie wissen doch – nach dem 4:2 gegen Griechenland – da hatte ich keine Lust ins Krankenhaus zu gehen und wegen der paar Schrammen ein paar Stunden dort zu warten. Bei meiner Alkoholfahne hätten die mich sowieso sofort nach Hause geschickt – oder ich wäre eingeschlafen."

„Und Samstag oder Sonntag beim Notdienst?"

„Nö – da hatte ich keine Lust ..."

Aber warum bei den bekannten Beschwerden, die nach seiner Auffassung zu einer langen Arbeitsunfähigkeit führen würde, komme er erst heute Abend.

„Aber Herr Doktor. Es steht doch nirgends im Gesetz, wann man zum Arzt gehen muss, um sich krankschreiben zu lassen ..."

Naja, so kann man das nicht sehen – der Arbeitnehmer hat schließlich alle Maßnahmen zu treffen, seine Arbeitsfähigkeit schnellstmöglich wiederherzustellen.

„… und außerdem konnte ich heute Morgen nicht kommen, da ich gerade eine neue Wohnung mit meiner Freundin beziehe.“

Genüsslich verdrehte mein Patient seine Augen.

Morbus Umzug oder Morbus Coitus – beide Gründe für eine Arbeitsunfähigkeit kennt der ICD-Katalog, mit der jede Krankheit für die Krankenkasse kodiert werden muss, nicht. Daher könne ich leider keine Arbeitsunfähigkeit ausstellen.

Der Patient sah mich mit seinen großen unschuldigen Augen verständnislos an:

„Kein gelber Schein – wenn ich den nicht von ihnen bekomme, kriege ich eine Abmahnung von meinem Arbeitgeber – und sie sind schuld daran.“

Ich überlegte einen Augenblick: Eine Anzeige meiner Kassenärztlichen Vereinigung bei der Polizei wegen Beurkundung einer nicht-ICD-konformen Diagnose, finanzielle Forderungen des Arbeitgebers wegen Erstellung eines falschen Zeugnisses, das zur Arbeitsunfähigkeit führte, Schmerzensgeld des Patienten, da ich ihn künstlich krank gemacht hätte, Gerichtsverhandlung, der Patient als glaubwürdiger Zeuge …

Und dann sah ich im Geiste, wie sich der Richter schwarzberobt von seinem Stuhl zur Verkündung des Urteils erhob:

„Im Namen des Volkes – es ergeht gegen den Hausarzt Dr. Klever nachfolgende Strafe: Verlust der Kassenzulassung, Widerruf der Approbation als Arzt, Zahlen einer Buße in Höhe von …“

Nein – dann doch lieber eine Abmahnung des Patienten durch seinen Arbeitgeber.

Mit dieser mir vom Patienten zugewiesenen Schuld kann ich besser leben.

Eins Schelm, wer Arges dabei denkt.

Das Edikt von Salerno

Das Edikt von Salerno ist gefallen – und keiner hat es gemerkt! Es bestand 771 Jahre und ist älter als das Reinheitsgebot des deutschen Bieres, dessen Vorschriften 1516 erlassen wurde.

Um 1241 wurde vom Stauferkaiser Friedrich II. das *„Edikt von Salerno“* (auch *„Constitutiones“* oder *„Medizinalordnung“*) erlassen: die erste gesetzlich fixierte Trennung der Berufe Arzt und Apotheker: Ärzte durften keine Apotheke besitzen oder daran beteiligt sein. Arzneimittelpreise wurden gesetzlich festgeschrieben, um Preistreiberei zu verhindern.

Auch wenn dieses Gesetz zunächst nur in Sizilien bestand, das Edikt von Salerno wurde Vorbild der Apothekengesetzgebung in ganz Europa – bis eben zu dieser Gesetzesnovelle der Bundesregierung.

So heißt es in der Presseerklärung der Bundesregierung vom heutigen Tage[4]: *„Im Betäubungsmittelgesetz sind Regelungen zur Verbesserung der Betäubungsmittelversorgung ambulanter Palliativpatienten vorgesehen. Damit wird ein wichtiges Anliegen der Hospiz- und Palliativverbände aufgegriffen. Um eine absehbare palliativmedizinische Krisensituation im ambulanten Bereich zu überbrücken, kann der Arzt den oft unter unerträglichen Schmerzen leidenden Patienten zukünftig ein betäubungsmittelhaltiges Schmerzmittel ausnahmsweise überlassen, wenn die Besorgung des Arzneimittels auf Rezept aus der Apotheke nicht rechtzeitig möglich ist.“*

Eigentlich eine vernünftige Entscheidung zum Wohle der Kranken.

Was nun aber folgen wird ist typisch deutsch und wird sich an mehreren gerichtlich zu klärenden Punkten entzünden.

- Zum einen: Was wird unter dem Begriff *„aus der Apotheke nicht rechtzeitig möglich“* verstanden werden? Wofür haben wir eigentlich die nächtliche Rufbereitschaft der Apotheken? Kann die Apothekerkammer allen Ernstes die Versorgung der Bevölkerung am Wochenende oder nachts mit Schmerzmitteln nicht mehr sicherstellen – oder will sie es nicht mehr nach dem Motto: *„Lass doch den Doktor aufstehen!“*?

---

[4] http://www.bmg.bund.de/ministerium/presse/pressemitteilungen/2012-02/bundestag-hat-amg-novelle-beschlossen.html

- Es bedingt ferner, dass sich ein Arzt nun mit Schmerzmitteln bevorraten soll (oder muss?). Ein Schelm wer glaubt, dies sei kein tolles Zusatzgeschäft für die Apotheker!?

- Ungeklärt bleibt der Fall, ob der Arzt nun patientenindividuell Packungen abgeben muss – oder aus Großpackungen einzelne Ampullen, Tabletten, Pflaster oder sonstiger Darreichungsformen dem Patienten überlassen darf (oder muss?).

- Womit wir bei der spannenden Frage sind: Wer setzt was wie in Rechnung und wie werden diese Arzneimittel von wem wann bezahlt?

- Ach ja, werte ärztliche Kolleginnen und Kollegen: Vergessen Sie nicht die Arzneimittel-Zuzahlung des Patienten zu kassieren! Ein kleiner Tipp am Rande: Fragen Sie vorher ihren Steuerberater, Ihre Ärztekammer und Ihre KV, wie Sie diese Zahlungen verbuchen müssen. Vermutlich wird es hierfür ein neues Quittungsformular geben – ähnlich wie die € 10.- Praxisgebühr, nur diesmal statt von der Kassenärztlichen Vereinigung von der Apothekerkammer herausgegeben.

- Apropos Apothekerkammer: Werden wir Ärzte/Palliativmediziner dort nun Zwangsmitglied wie die Apotheker? Gelten für uns Ärzte dann auch die *„Allgemeinen Grundsätze der Berufsausübung"* für Apotheker (nachzulesen auf jeder Internetseite einer Apothekerkammer)?

- Und die Frage wird noch reizvoller, wenn das Finanzamt unterstellt, dass der liebe Doktor nun als Händler *„auftritt"*. Muss der Doktor dann ein Gewerbe anmelden? Unterliegt er der Kleinunternehmerregelung oder muss er sogar Mehrwertsteuer abführen?

- Gern denkt das Finanzamt in diesem Zusammenhang zum Wohle des Staatssäckels auch an die Vorteile der *„Abfärbetheorie"*.

  Kennen Sie noch nicht, lieber Palliativmediziner? Dann sollten Sie sich schnellstmöglich für diesen §15 Abs. 3 Nr. 1 des EStG interessieren, der sinngemäß nachfolgendes besagt:

  Eine Personengesellschaft, die zum Teil gewerblich tätig ist und zum anderen Teil einer nicht gewerblichen Tätigkeit (freiberuflichen Tätigkeit) nachgeht, gilt im vollen Umfang als gewerblich tätig. Damit unterliegen auch die nicht durch eine gewerbliche Tätigkeit erzielten Einkünfte der Gewerbesteuer.

Nur bei einer geringfügigen gewerblichen Tätigkeit wird hiervon abgewichen. Diese liegt vor, wenn der gewerbliche Anteil der Tätigkeit unter 1,25 % liegt.

Da wird der ein oder andere männliche oder weibliche palliativmedizinische Kollege noch staunen, wenn er rückwirkend für die vergangenen Jahre Gewerbesteuer zahlen muss.

- Zwar haben die Apotheker vertreten durch ihre Apothekerkammer das gesetzliche Vorhaben ausdrücklich begrüßt (unter Über-Bord-Werfen aller ihrer Traditionen seit dem Jahre 1241) – auffällig war jedoch das Schweigen der Industrie-und-Handelskammern (IHKn). Wenn jemand gewerblich tätig ist und zur Gewerbesteuer veranlagt wird (er muss nicht einmal gewerbesteuerpflichtig sein!) – so wird er ohne eigenes Zutun zwangsweise Mitglied der für ihn zuständigen IHK.

  Geht nicht – werden Sie sicherlich sagen; Sie als Arzt/Ärztin seien ja schon Mitglied der Ärztekammer. Unterhalten Sie sich einmal mit Ihrem Arzneimittelvertriebskonkurrenten aus der Apotheke – der wird Ihnen sein Leid klagen, dass er neben seinen Beiträgen für die Apothekerkammer auch Beiträge für die IHK zahlen muss! Er wird Ihnen antworten mit dem drei-Worte-Satz: *„Willkommen im Club!“*

Auch wenn wir das Edikt von Salerno von 1341 nun im Jahr 2012 zum Grabe geleiten: Die Gerichte und uns Ärzte wird es noch viele Jahre beschäftigen, wenn auch anders, als von unserem Gesetzgeber (vermutlich) geplant.

Und der Apotheker ist ab jetzt nicht mehr unser Freund und Berater, sondern unser Konkurrent. Gehässige Machtkämpfe sind vorprogrammiert wie etwa: *„Hört sich gut an, doch Verschreiben und abgeben – wird da nicht das Teuerste verkauft (?) – oder das was dem ARZT am meisten Geld bringt (?).“*[5]

Es sind immer diese leisen Untertöne …

Ein Schelm, wer Arges dabei denkt …

[5] http://www.webnews.de/1121576/apotheker-monopol-aerzte-medikamente-abgeben

Die Unabhängigkeit des Arztes

Hurra – wir haben ein Sommerloch. Was liegt da näher, als Urteile höchster deutscher Gerichte umzuinterpretieren. Hintergrund ist die jüngste Entscheidung des BGH.

Was war geschehen: Eine Pharmafirma hatte Ärzten Geld angeboten, wenn diese ihre Präparate verschreiben. Diese Präparate aus der Generika-Linie des Herstellers waren weder besser oder schlechter oder teurer oder preiswerter als die der Konkurrenz.

Da muss man sich zunächst einmal fragen: Wo liegt der Schaden?

Oder anders gefragt: Liegt überhaupt ein Schaden vor? Wenn ja, für wen?

„Die Kassenärzte sind aber nicht dazu bestellt, Aufgaben der öffentlichen Verwaltung wahrzunehmen ... ", heißt es in der Mitteilung der Pressestelle des Bundesgerichtshofes Begründung der Entscheidung (Az. GSSt 2/11).

Der freiberufliche Kassenarzt sei weder Angestellter noch Funktionsträger einer öffentlichen Behörde. Der Versicherte wähle sich seinen Arzt selbst aus. Die Beziehung sei vor allem von persönlichem Vertrauen und einer Gestaltungsfreiheit gekennzeichnet.

Gerne übersehen wird in dem Urteil die Rechtslage. Der BGH hat nochmals klargestellt: *„Darüber zu befinden, ob die Korruption im Gesundheitswesen strafwürdig ist und durch Schaffung entsprechender Straftatbestände eine effektive strafrechtliche Ahndung ermöglicht werden soll, ist Aufgabe des Gesetzgebers."*

Diese Angelegenheit zeigt einmal wieder, dass bis auf in fast jeder Kultur der Vergangenheit und Gegenwart als strafbare und nicht hinnehmbare Handlungen (z.B. Mord, Totschlag, Raub, Vergewaltigung) die Schaffung von Straftatbeständen grundsätzlich keiner moralischen Wertung unterliegt und willkürlich sein kann – aber vorab definiert sein muss.

So erkennt man einen Wertungswiderspruch, wenn einerseits bestimmte Stoffe, die wir landläufig als Drogen bezeichnen illegal sind, Alkohol oder Nikotin aber überall erhältlich und frei konsumierbar sind – und der Staat dafür sogar noch Steuern kassiert.

Als Straftat wird ein Verhalten bezeichnet, dass durch ein Strafgesetz mit

Strafe bedroht ist. Gemäß Artikel 103, Abs. 2 Grundgesetz und § 1 StGB kann eine Tat nur bestraft werden, wenn die Strafbarkeit gesetzlich bestimmt war, bevor die Tat begangen wurde.

„Nulla poena sine lege" – Keine Strafe ohne Gesetz.

Man kann das Urteil auch anders lesen – und es ist erstaunlich, wie wenige *„Experten"* es so gelesen und kommentiert haben.

Der Vorstandsvorsitzende der Kassenärztlichen Bundesvereinigung, Andreas Köhler, begrüßte den Entscheid mit folgenden Worten: *„Die Richter haben vollkommen richtig festgestellt, dass sie* [Anm.: die niedergelassenen Ärzte] *keine Aufgaben der öffentlichen Verwaltung wahrnehmen."*

Es ist eine Überlegung wert zu spekulieren, welche Auswirkungen ein gegenteiliges Urteil des BGH für die Patienten gehabt hätte; denn dann wäre der niedergelassene Kassenarzt *„Amtsträger"* und damit ein Beauftragter oder Handlanger der Krankenkassen.

Der Arzt dürfte dann keine *„Geschenke"* von Pharmafirmen mehr annehmen – er müsste aber im Gegenzug grundsätzlich und ausschließlich die Vorgaben der Krankenkasse erfüllen. Die Interessen seiner Patienten gerieten in den Hintergrund.

Aber dank dieses Urteils kann und darf ich als Hausarzt die Interessen meiner Patienten gegenüber den Krankenkassen verteidigen – als *„Amtsträger"* der Krankenkassen könnte ich es nicht mehr.

Und daher empfinde ich das Urteil des BGH als wichtig und richtig.

Und was macht die Presse daraus? (Quelle: Papier und Internet)

- *BGH: Kassenärzte wegen Korruption nicht strafbar*
- *BGH: Pharmamarketing ist keine Bestechung*
- *BGH: Kassenärzte nicht wegen Korruption strafbar*
- *Korruption in der Praxis: BGH: Ärzte nicht strafbar*
- *Bestechung in der Praxis: BGH: Ärzte-Korruption nicht strafbar*
- *Anti-Korruptionsgesetz für Ärzte gefordert*
- *Richter können nichts machen: Ärzte-Bestechung ist völlig legal*

Klingt ziemlich tendenziös, oder?

Dabei sollten wir alle – ob Arzt oder Patient – dieses Urteil dem Grunde nach begrüßen – hätte es nicht diesen etwas faden Beigeschmack!

Überholen ohne Einzuholen: das Regelleistungsvolumen

Das Ende eines jeden Quartals ist die Stunde der Wahrheit einer jeden Arztpraxis. Erstaunlicherweise steht aber nicht die Frage: *„Wie viel habe ich verdient?“* im Vordergrund, sondern die Frage *„Wie viele Patienten habe ich wieder umsonst behandelt?“*

Jeder Bäcker freut sich, wenn er möglichst viele Brötchen verkauft; denn je mehr Brötchen er verkauft, desto mehr Geld verdient er.

Bei uns Kassenärzten ist dieses marktwirtschaftliche und bewährte Verfahren aber grundsätzlich anders. Denn in Deutschland führen die kassenärztlichen Vereinigungen das Leistungsabrechnungsverfahren für ambulante Leistungen durch, die für gesetzlich krankenversicherte Personen von Ärzten erbracht werden. Grundlage hierfür ist der Honorarverteilungsmaßstab gemäß § 85 Abs. 4 Fünftes Buch Sozialgesetzbuch (SGB V).

Der Januar 2009 brachte eine Gesetzesreform, das sogenannte *„GKV-Wettbewerbsstärkungsgesetz“* (GKV-WSG).

Was will der Gesetzgeber uns Ärzten damit sagen?

Fragen wir doch die Krankenkasse [6]:

„Intensivierung des Wettbewerbs um Qualität und Wirtschaftlichkeit zwischen den Krankenkassen und den Leistungserbringern, der verbesserten Transparenz von Angeboten, Leistungen und Abrechnungen, erweiterte das (...) in Kraft getretene GKV-WSG die Wahl- und Entscheidungsmöglichkeiten der Versicherten. Mit einem neuen System der vertragsärztlichen Vergütung und einem neuen Finanzierungsmodell mit morbiditätsorientiertem Risikostrukturausgleich setzte das GKV-WSG sowohl auf der Einnahmeseite der GKV als auch auf deren Ausgabenseite an“.

Was hier so *sprachschwurbelig* umschrieben wird kann man auch *„Rationierung“* nennen, aber dann würde es ja sogar der einfache Bürger verstehen.

Für uns niedergelassene Ärzte brachte es eine komplette Neuordnung der

---

[6] http://www.aok-bv.de/lexikon/g/index_00377.html

vertragsärztlichen Vergütung. Ziel der im § 87b Abs. 2 und 3 SGB V festgelegten und vom *„Erweiterten Bewertungsausschuss"* (noch eine Art Behörde) konkretisierten Regelleistungsvolumina ist es, die ärztliche Vergütung für gesetzlich Krankenversicherte zu begrenzen.

Der Trick: Die Regelleistungsvolumina (kurz *„RLV"* genannt) haben die früher gültigen Praxisbudgets abgelöst – ohne sie abzuschaffen. Das allein ist schon ein Kunstgriff und erinnert stark an die Losung des ehemaligen Staatsratsvorsitzenden der DDR, des Genossen Walter Ulbricht: *„Überholen ohne Einzuholen!"*

Zur historischen Erinnerung: Die bisherigen Praxisbudgets bestanden aus sogenannten *„Micky-Maus-Punkten"*, die kalkulatorisch ursprünglich einmal einen *„Wert"* von 10 Pfennig haben sollten, was sogar gerichtlich bestätigt wurde (vergl. BSG Urteil v. 25.08.1999: B 6 KA 14/98 R). Das würde einem heutigen Gegenwert von 5.11 Euro-Cent entsprechen. Tatsächlich wurde der monetäre *„Wert"* dieser Punkte erst im Nachhinein festgelegt und hieß – um in der neu-deutschen Sprachschwurbel-Terminologie der Kassenärztlichen Vereinigung zu bleiben: *„floatender Punktwert"*. Also konnte man zwar kalkulieren, wie viel Punkte man am Quartalsende haben würde (die Höchstzahl der erreichbaren Punkte war natürlich vorab festgelegt), nicht aber, wie viel Geld man verdient hatte; denn der Punktwert konnte steigen (nie vorgekommen) oder fallen (er pendelte sich so zwischen 2.5 und 3.5 Cent ein).

Was würde ein solches Vorgehen für unseren Bäckermeister bedeuten? Er wird nicht in Cent bezahlt sondern in Punkten, deren maximale Anzahl im Quartal begrenzt ist. Auch hat die Kassenbäcker Vereinigung für unseren Bäckermeister fürsorgend festgelegt, wie viele *„Micky-Maus-Punkte"* er pro Brötchen erhält und bei der Gelegenheit auch festgelegt, dass er mindestens einmal monatlich an der Kassenbäcker-Brötchen-Notversorgung teilnehmen muss, was nichts anderes bedeutet, als dass er seinen Laden 24 Stunden geöffnet haben muss.

Circa 5 Monate nach Quartalsende teilt die Kassen-Bäcker-Vereinigung unserem Bäckermeister dann mit, wie viele *„Micky-Maus-Punkte"* er erwirtschaftet hat und welchen geldlichen Gegenwert für dieses Quartal der Bäckermeister diesmal pro *„Micky-Maus-Punkt"* erhält.

Regelmäßig hatte der Bäckermeister an diesem Tag schlechte Laune, da er kalkulatorisch 5.11 Cent angesetzt hatte (diese Betrag wurde von der Kassen-Bäcker-Vereinigung und den Krankenkassen zur Jahrtausendwende kalkuliert und hieß damals 10 Pfennig pro Punkt), die Kassen-Bäcker-Vereinigung aber aus nicht-nachvollziehbaren Gründen nur 3,2648 Cent festgelegt hatte. Immerhin – auf der vierten Stelle hinter dem Komma genau!

Einige Ärzte versuchten nun, durch die Ausweitung von Leistungen ihren Anteil an dem Honorarkuchen zu erweitern. Bei einer Vergütung, deren Höhe begrenzt ist, führt eine Zunahme der Punktmenge, zu einer Reduzierung des Punktwertes. Um ihrer Vergütungsanteil zu erhalten, mussten die anderen Ärzte nun auch mehr Leistungsmenge produzieren. Diese Reaktion wird als *„Hamsterradeffekt"* bezeichnet.

Mit anderen Worten: wir Ärzte waren durchaus in der Lage, erheblich mehr zu leisten in der Patientenversorgung. Dank dieser *„Micky-Maus-Punkt"*-Budgetierung und den *„Hamsterradeffekt"* wurden circa 20 bis 25 Prozent der erbrachten Leistungen nicht honoriert, so dass die Ärzte – um Kosten in ihrer Praxis zu vermeiden, ohne gleichzeitig Einnahmen zu generieren – Leistungen verknappten und vielerorts *„Budgetferien"* zum Ende eines jeden Quartals einlegen.

Der Bäckermeister sollte also weiterhin seine Brötchen verkaufen, auch wenn sein ihm von der Kassen-Bäcker-Vereinigung zugestandenes *„Micky-Maus-Punkt"*-Volumen aufgebraucht war.

Mit anderen Worten: Er bekam die Brötchen zum Ende eines jeden Quartals zwar weiterhin mit *„Micky-Maus-Punkt"* bezahlt – aber die *„Micky-Maus-Punkte"* nicht bzw. fast nicht mehr in Euro-Cent umgerechnet; um bei der Kassenärztlichen Sprachschwurbel* zu bleiben: sein Punktwert wurde abgestaffelt. Und so werden aus den *„Micky-Maus-Punkten"* nunmehr *„Donald-Duck-Punkte":* Pech gehabt!

Diese Leistungsverknappung durch die Planwirtschaft öffentlich anzuklagen, wagt kaum einer. Wenn ein Patient sich beschwert, dass er telefonisch nicht durchkommt, erntet man ungläubiges Staunen, wenn man antwortet, dass man gar nicht interessiert sei an weiteren Konsultationen/mehr Scheinen.

Nun ist unser Bäckermeister aber nicht dumm – sonst wäre er ja kein Bäckermeister. Also überlegt er:

Wenn ich mein *„Micky-Maus-Punkt"*-Volumen nicht erhöhen kann – schließe ich zum Quartalsende einfach meinen Laden. Dann spare ich Personalkosten, Heizung, Licht, Wasser usw.

Und so gab und gibt es zum Ende eines jeden Quartals regelmäßig eine Brötchenverknappung in Deutschland.

Da ist noch viel Öffentlichkeitsarbeit nötig, um die Mangelwirtschaft zu kommunizieren, zumal Krankenkassen uns Leistungserbringern in den Rücken fallen (*„Ihr Doktor muss Ihnen das rezeptieren / Sie gleich behandeln wie . . ."*).

Naja, wieso auch nicht, es kostet die Krankenkasse ja auch keinen zusätzlichen Cent, da das Budget des Doktors ja nicht überschritten werden darf. Wird es doch überschritten – zahlt der Arzt die Kosten direkt selbst im Rahmen eines Regresses.

Das alles sollte sich zum 01.01.2009 ändern. Seit diesem Zeitpunkt gibt es also für jede Praxis eine *"Standardvergütung pro Patient"* und eine maximale Patientenzahl, bis zu der diese Standardbehandlung bezahlt wird. Das Ganze nennt sich Regelleistungsvolumen, kurz RLV.

Ab dem Jahr 2009 erhält der Arzt bis zu seiner RLV-Grenze nun einen festen Punktwert von 3,5048 Cent (man beachte die Präzision bis zur vierten Stelle hinter dem Komma!). Darüber liegende Leistungen werden nur noch zu einem Bruchteil (ca. 10%) vergütet. Damit soll einerseits den Praxen Planungssicherheit gegeben werden, andererseits die beständige Mengenausweitung ihrer medizinischen Leistungen verlangsamt werden.

Mengenausweitung heißt aber auch: Keine neuen zusätzlichen Patienten.

Unser Bäckermeister bekommt seine Brötchen zu einem zuvor staatlich festgelegten Preis bezahlt, der ca. 30% unter dem früher einmal kalkulierten Preis liegt.

Aber er darf nur eine bestimmte zuvor festgelegte Anzahl (!) Kunden bedienen. Diese Anzahl der Kunden entspricht der Anzahl der Kunden im Vergleichszeitraum des Vorjahres.

Hat er mehr Kunden, so gilt das alte Sprichwort: dumm gelaufen! Statt 10 *„Micky-Maus-Punkte"* erhält er dann nur noch 1 *„Micky-Maus-Punkt"* pro Brötchen, was mit dem sprachschwurbeligen Begriff *„Abstaffelung"* umschrieben wird.

Die Höhe des RLV ermittelt die KV aus dem arztgruppenspezifischen Fallwert (also dem Fallwert für Internisten, Chirurgen, Kinderärzte usw.), multipliziert mit der Patientenzahl (Fallzahl), den die Praxis im gleichen Quartal ein Jahr zuvor hatte. Der arztgruppenspezifische Fallwert wird nach einem komplizierten Verfahren bestimmt. Im Wesentlichen wird die auf die RLV entfallende Gesamtvergütung entsprechend den früheren Honorarverteilungsmaßstäben auf die verschiedenen Arztgruppen aufgeteilt und jeder Anteil dann durch die Fallzahl der ganzen Arztgruppe geteilt.

Alles klar?

Nein?

Keine Sorge, es geht sogar noch viel komplizierter weiter; denn nicht alle Fälle einer Praxis sind RLV-relevant [7]:

- Nur ambulant-kurative Behandlungsfälle sind RLV-Fälle.
- Ausgenommen sind Fälle im organisierten Notfalldienst und Überweisungen, bei denen ausschließlich Probenuntersuchungen oder Befundungen von dokumentierten Untersuchungsergebnissen stattfinden.
- Außerdem Fälle, in denen Ärzte ausschließlich Leistungen abgerechnet haben, die nicht dem RLV unterliegen (z. B. Prävention).

Und ist es Ihnen jetzt klarer geworden?

Und was meint unsere Kassenärztliche Vereinigung dazu?

---

[7] http://www.kvno.de/10praxis/30honorarundrecht/10honorar/regelleistungsvolumen/index.html

Nehmen wir z.B. die Antwort des stellvertretenden KV-Vorsitzenden von Berlin, den Kollegen Dr. med. Uwe Kraffel auf die Frage: *„Wie mit niedrigem RLV umgehen? Erfüllen oder übererfüllen?“*

Seine Antwort [8]:

„Immer übererfüllen !!! Es gibt drei Gründe:

1. *Wenn das Vieh etwas im Trog zurücklässt, gibt es am nächsten Tag weniger. Also muss man schon mal grundweg übererfüllen, damit der Mangel sichtbar bleibt. Sonst kann die Politik behaupten, das RLV wäre ausreichend.*
2. *Was auch immer kommt, zukünftige Systeme werden sich immer an der jetzigen Leistungsmenge bemessen. Wer jetzt spart, blutet später.*
3. *Woran wollen Sie sparen? Mit der Grundpauschale und ein, zwei im jeweiligen Fall wirklich medizinisch notwendigen zusätzlichen Leistungen ist der Fallwert immer erreicht. Sie könnten nur an der Fallzahl sparen. Damit senken Sie aber die Bemessungsfallzahl und damit das RLV für nächste Jahr und beginnen damit eine Todesspirale.“*

Früher hieß das *„Hamsterrad“* – heute nennt man es *„Todesspirale“*.

Früher waren wir sogar in den Augen der Kassenärztlichen Vereinigung *„Ärzte“* – heute sind wir *„das Vieh“*.

So ändern sich die Zeiten.

Oder wie der Lateiner gesagt hätte: *„O tempora – o mores!*“*

Ein Schelm, wer Arges dabei denkt!

* Wörtlich übersetzt: *„O Zeiten – o Sitten!“* ist ein alter lateinischer Ausspruch, der den Verfall der Sitten beklagt. Er stammt aus der ersten Rede von Cicero gegen Catilina im Jahre 63 v. Chr., die mit der berühmt gewordenen Frage beginnt: Quousque tandem abutere, Catilina, patientia nostra? *„Wie lange noch, Catilina, wirst du unsere Geduld missbrauchen?“* (frei nach Wikipedia)

---

[8] http://www.arztwiki.de/wiki/RLV

Notdienst

Heute sitze ich in der Praxis und habe Notdienst. Jeder Arzt, der sich niederlässt, ist verpflichtet, an dieser Einrichtung teilzunehmen.

Beginn heute: 12.00 Uhr mittags bis zum nächsten Morgen 08.00 Uhr.

Punkt 12.30 Uhr meldet sich der erste Patient: Halsschmerzen. Mit Sicherheit hatte er die schon vor 12.00 Uhr. Hatte aber keine Lust zu seinem Hausarzt zu gehen („*Da muss ich immer so lange warten!*") – und da der Patient von jeglicher Zuzahlung und Hemmung befreit ist, was liegt da näher, als den Notdienst aufzusuchen.

Gleiches gilt für die nicht-nachweisbare Harnwegsinfektion (12.45 Uhr) oder den steifen Hals (13.10 Uhr). Und so weiter und so fort (oder sofort ?).

Ich bin gespannt, welche (medizinischen) Höhepunkte mich diese Nacht erreichen werden.

Soeben ein Anruf um 19.05 Uhr:

„Herr Doktor, das Bein zuckt."

„Hm. Können Sie nicht kommen?"

„Nein, ich bin Rollstuhlfahrerin und habe einen Fixateur externa."

„Seit wann zuckt denn das Bein?"

„Ja, seitdem wir mit dem Auto von der Geburtstagsfeier meines Bruders gekommen sind?"

„Und deshalb können sie jetzt nicht in die Praxis kommen?"

„Sie sind ja ein lustiger Arzt ... !"

„Nein, ich bin nicht lustig ... !"

Den Rest des Gespräches erspare ich mir.

Nun geht der kleine Zeiger der Uhr mit noch kleineren Schritten auf die 11 zu. Da erreicht mich der Hilferuf einer Mutter:

„Mein 6 Monate altes Kind kann nicht einschlafen!"

Das kann natürlich viele Gründe haben. Vor meinem Auge geistern die absonderlichsten Diagnosen wie *„Hose voll“*, *„Mamma in den Arm nehmen“*, *„Schnuller verloren“*, *„Kuscheltier aus dem Bett gefallen“*, für die unser hochtechnischer Medizinbetrieb keine ICD-konformen Diagnosen bereitstellt.

„Da müssen sie hier in die Praxis vorbeikommen.“

„Wie – machen sie keine Hausbesuche ...???“

Doch – aber nur in Ausnahmefällen und nur, wenn der Patient nicht kommen kann. Und Schlafstörungen eines Kleinstkindes gehören hier nicht dazu, einen Hausbesuch gegenüber der Versicherungsgemeinschaft zu vertreten und abzurechnen, es sei denn, man will partout Ärger mit der Kassenärztlichen Vereinigung haben. Aber das darf man natürlich nicht laut sagen.

Zum anderen ist die Fahrt mit dem Auto zur Praxis schon meist auch die Therapie für eine kindliche Schlafstörung.

Hilfreich ist in diesem Fall nachfolgende Ausrede:

„Sollte ich eine Ultraschall-Untersuchung machen müssen, kann ich das natürlich nicht bei ihnen zu Hause machen. Und dann käme es zu Verzögerungen, die ich nicht verantworten kann ...“

Weiter brauche ich nicht zur reden – sie unterbricht mich.

„Herr Doktor, ich komme sofort ...“

Gefühlte 30 Minuten später, ich habe mir gerade eine Flasche Mineralwasser aufgemacht, klingelt es an der Praxistur. Die junge Mutter steht vor mir, ohne Kind, aber mit Lebenspartner im Schlepptau.

Wo sie denn das Kind habe?

„Herr Doktor, sie glauben es nicht: das Kind liegt im Autositz und schläft tief und fest!“

Falsch! Ich glaube es sofort!

Höchst vorsorglich will ich mir das Kind aber trotzdem anschauen – zum einen, man weiß ja nie wofür es gut ist – zum anderen brauche ich einen Grund, der Versichertengemeinschaft gegenüber den Krankenbesuch im organisierten Notdienst abzurechnen. Also Karte in den PC einlesen, Stethoskop zücken, Kind abhören ohne es zu wecken, den Eltern mitteilen, dass es nichts Ernstes sei – und die beste Therapie bei einer derartigen Erkrankung sei, das Kind in den Arm nehmen und leise ein Kinderlied singend in den Schlaf zu wiegen.

Zumindest bei meinen Kindern hat diese Therapie immer geklappt.

Dankbar fahren die Eltern nach Hause.

Üblicherweise wird es nach Mitternacht ruhiger – und so lege ich mich auf die Patientenliege, ziehe die Decke bis zum Kinn und schlafe selig ein.

Aber mein Handy kennt kein Erbarmen.

Kurz vor 3 Uhr morgens holt es mich aus Schlummerland in die raue Wirklichkeit der dunklen Nacht zurück. Der nervige Klingelton reißt mich aus dem Schlaf. Müde drücke ich auf den grünen Knopf – der Klingelton erstirbt.

„Kassenärztlicher Notdienst, mein Name ist ...“

Ein aufgeregte Stimme unterbricht mich: *„Herr Doktor, sie müssen sofort kommen, meinem Mann geht es ganz schlecht.“*

Das klingt in der Tat dramatisch.

„Was hat denn ihr Mann?“

„Ja, bis gerade eben ging es ihm gut – und jetzt geht ihm schlecht.“

So richtig hilft mir diese Information auch nicht weiter. Von Herzinfarkt bis zu Magenverstimmung kann das alles sein. Ich probiere es anders:

„Was ist denn passiert?“

„Ja, wir sind gerade nach Hause gekommen – und dann ist mein Mann direkt zum Klo gegangen – und jetzt sagt er, es gehe ihm schlecht!“

Als Arzt ist man gewohnt auf die Wortwahl sowie den feinen Unterton des Patienten zu achten. Aus verschiedenen Einzelinformationen muss der Arzt versuchen, sich ein Gesamtbild zu erarbeiten, was zu einer ersten Verdachtsdiagnose führt, die es gilt, zu verifizieren oder zu falsifizieren, also zu bestätigen oder zu verwerfen. Hier sind es die Verbindung der Satzbestandteile *„nach Hause gekommen“*, *„Klo“* und *„schlecht“*, die meine Aufmerksamkeit erregen.

„So wie sie das schildern, ist es am besten, sie kommen direkt in die Praxis. Vielleicht muss ich ein EKG ableiten.“

„Äh – wie sollen wir denn zu ihnen in die Praxis kommen?“

„Am besten, sie fahren ihren Mann direkt mit dem Auto in die Praxis.“

„Äh – ich kann aber nicht mehr fahren ... - wissen sie, wir waren da auf einer Feier ...“

Bingo !!!

„Dann nehmen sie doch ein Taxi.“

„Muss ich das Taxi bezahlen?“

„Ja – das müssen sie selbst bezahlen.“

„Ja – aber – das sind ja mindestens 15 Euro!“

Vielleicht sieht die besorgte Gattin des Patienten im Geiste mein Nicken.

„Nö – das zahle ich nicht – so krank ist mein Mann auch wieder nicht ...!!!“

Ein lautes Knacken in der Leitung zeigt mir an, dass das Gespräch beendet ist.

Es ist jetzt 3.10 Uhr. Ich bin hellwach. Also setze ich mich an den PC und tippe diese soeben erlebte Geschichte ein. Dann überkommt mich wieder das Schlafbedürfnis. Ich lege meine Füße auf den Schreibtisch. Schlafen und vom Schlafen träumen – die totale Entspannung, wenn nur nicht dieser nervige Störton wäre.

Schließlich realisiere ich, dass es wieder mein Handy ist.

„Guten Morgen, hier Altersheim A. in Kleve, Nachtwache Schwester Beate. Ich wollte ihnen nur mitteilen: Frau Müller hat in den letzten 6 Stunden 350 ml Urin ausgeschieden.“

„???“

Was will mir der Fernsprechteilnehmer am anderen Ende der Leitung damit sagen?

„Hallo Herr Doktor ...“

„Äh – was soll ich mit dieser Information anfangen? Ich kenne Frau Müller nicht!“

„Ja, das weiß ich auch nicht ...“

„Was hat die Patientin denn für eine Erkrankung?“

„Das weiß ich nicht – hier steht nur, ich soll ihnen das mitteilen.“

„Wer hat das denn geschrieben?“

„Das weiß ich nicht ...“

„Und was soll ich jetzt Ihrer Meinung nach machen?“

„Das weiß ich nicht ...“

Ich bin ratlos! Ich habe eine Information, mit der ich nichts anfangen kann und eine Nachtschwester, die nur weiß, dass sie nichts weiß. Und vielmehr weiß ich auch nicht.

„Hallo Herr Doktor, ich muss jetzt weiter machen. Ich lege jetzt auf.“

Das Gespräch ist beendet – und ich weiß immer noch nicht, was mir die Anruferin eigentlich mitteilen wollte.

Es ist 05.23 Uhr. Draußen zwitschern bereits die Vögel, ein heller Sonnenstreif begrüßt den Morgen. An Schlaf ist nicht mehr zu denken.

So beschließe ich, unter die Dusche zu gehen und den Tag mit einem Becher Kaffee zu begrüßen. Unter der Dusche ziehe ich nachfolgendes Fazit: Einerseits klagen wir Deutschen auf einem extrem hohen Niveau! Andererseits haben wir eine Rationierung im Medizinbereich – aber natürlich sagt das niemand laut. Die Krankenkassen versprechen den Patienten alles (Zitat: *„Das muss Ihnen nur Ihr Arzt verschreiben!“*), nur wir Ärzte dürfen genau das eben nicht verschreiben – oder wir Ärzte zahlen es selbst aus unserer eigenen Tasche.

War der Notdienst in früheren Zeiten vielleicht einmal sinnvoll, so wird er heute regelmäßig und sanktionslos von vielen Patienten missbraucht.

Und dann beklagt man sich über den Ärztemangel . . .

Morgen früh um 08.00 Uhr wird dieser Spuk wieder einmal vorbei sein . . .

Bis zum nächsten Mal!

Ad multos annos!

Ein Schelm, wer Arges dabei denkt.

Nachtrag

Wie der Zufall so spielt: Im Laufe der Vormittagssprechstunde musste ich im Rahmen eines Krankenbesuches auch das Altersheim der Frau Müller aufsuchen. Bei der Gelegenheit habe ich die Versichertenkarte von Frau Müller eingelesen und die Diagnose *„Ausschluss Harnverhalt"* in unser Abrechnungssystem eingetragen.

Der Grund des nächtlichen Anrufes zu eruieren war nicht möglich, auch die leitende Stationsschwester wusste keine Erklärung und fand auch nur den wenig hilfreichen Eintrag: *„Urinausscheidung kontrolliert: 350 ml"*.

Gleichwohl habe ich mir die Telefonnummer der Nachtschwester geben lassen. Im Auto habe ich sie dann angerufen. Nach 6 erfolglosen Klingelzyklen – in jedem Zyklus klingelt es 10 Mal – meldete sich beim 7. Versuch die mir bekannte übermüdete Frauenstimme der Nachtschwester:

„Hallo ..."

„Guten Morgen – hier Dr. Klever." rief ich wohlgelaunt in den Hörer. *„Ich wollte ihnen nur mitteilen: die Urinausscheidung von Frau Müller diese Nacht war normal."*

Dann legte ich auf.

Ein Schelm, wer Arges dabei denkt!

Der Tod des Herrn K.

Herr K. ist verstorben.

Sein Tod war nicht vermeidbar – die Umstände schon.

Herr K. ist nicht mein Patient, ich betreute ihn für den lieben urlaubenden Kollegen. Aber ich kenne ihn aus zahlreichen Vertretungen schon seit vielen Jahren.

Herr K. kam aus Athen und gehörte zu den so genannten Gastarbeitern, die Anfang der 60er Jahre zu den Zeiten des Wirtschaftswunders in großen Mengen aus Süd-Europa nach Deutschland importiert wurden während wir auf der Rückreise der sonst leeren Züge unsere Exportwaren in deren Heimatländer mitschickten.

Deutsche Organisation eben!

Herr K. arbeitete gut, verdiente gut und als er eine nette junge Griechin kennen lernte, die ebenfalls mit ihren Eltern aus einem kleinen Städtchen auf dem Peloponnes nach Deutschland gekommen war, heirateten sie und beschlossen, in Deutschland zu bleiben.

Sie wohnten bescheiden, aber lebten gut innerhalb der kleinen griechischen Gemeinde in der Nähe von Krefeld. Daher lernte Herr K. auch nie sonderlich gut die deutsche Sprache. Für die Arbeit reichte es irgendwie, in seinem neuen Zuhause und in dessen Umfeld sprach er weiterhin nur griechisch.

Auch als er schließlich pensioniert wurde und Rente bezog verblieb er in seiner gewohnten Umgebung.

Dann starb vor ein paar Jahren seine Frau. Am Anfang lebte er für sich allein, aber als er immer vergesslicher wurde, wurde ihm ein Betreuer zugeteilt, der ihn schließlich in einem Altersheim in Kleve unterbrachte.

Dort lebte er – gut versorgt aber durch die Sprachbarriere einsam in einer für ihn immer fremder werdenden Welt. Die Mitarbeiter des Heimes bemühten sich sehr um ihn und konnten so einen gewissen Bezug zu ihm aufrechterhalten.

Bei einem Routinebesuch im Heim in der vorletzten Woche sah ich ihn nach langer Zeit wieder. Er war hinfällig geworden, gebrechlich. Ein alter Mann im Rollstuhl. Nichts erinnerte mehr an den liebenswürdigen Griechen, den ich bei der letzten Vertretung vor einem halben Jahr zuletzt gesehen hatte. Er hatte das typische graue Dreieck um die Nase bis zu den Mundwinkeln eines Patienten, der bald sterben würde. Jede noch so geringe Erkältung würde ihn umbringen.

Am Freitagmorgen, dem 06. Juli, um 09.30 Uhr ein Anruf in der Praxis aus dem Heim.

„Entweder der Doktor kommt jetzt sofort – oder ich rufe einen Notarzt!"

„Äh – um was geht es denn ..."

„Herr K. brodelt!"

Das Herz versagte seine treuen Dienste. Das Blut konnte aus dem Herzen nicht mehr abtransportiert werden und staute sich in der Lunge, so dass es langsam aber sicher es zu einem Lungenödem kam, dem meist eine Lungenentzündung folgt. Und das war das *„Brodeln"*, das die Schwester hörte.

Da die Ventilation in der Lunge nicht mehr funktioniert, kann das vermehrt auftretende Kohlendioxyd nicht mehr über die Atemwege abtransportiert und durch Sauerstoff ersetzt werden. Es kommt zu einer Bewusstseinstrübung (eine so genannte Kohlendioxydnarkose) und nachfolgendem Tod.

Das ist keine quälende Situation. Es ist ein sanfter Tod. Der Patient schläft sanft ein. Ich habe viele Menschen so friedlich sterben gesehen.

Warum aber diese Eile?

Ich ahnte es: Der Sterbeprozess des Patienten hatte begonnen.

„Stirbt Herr K.?"

„Ja!"

„Liegt eine Patientenverfügung vor?"

„Ja – liegt vor."

„Was steht darin?

„Weiß ich nicht ..."

Das half mir nun auch nicht so direkt weiter.

„Durchfaxen! Ich komme dann gleich!“

Eine Minute später hatte ich sie in den Händen. Es war ein Blatt Papier, das jedes Juristenherz erfreut hätte – so nichtssagend war es:

„Hiermit erkläre ich für den Patienten, dass Herr K. nicht wiederbelebt werden soll.“ Unterschrift des Betreuers und *„zur Kenntnis genommen“* der urlaubende Kollege.

Das half mir auch nicht so direkt weiter. Es ging hier nicht um Wiederbelebung. Immerhin eine Telefonnummer des Betreuers. Ich rief ihn an, wie dieser Satz denn zu verstehen sei.

„Naja – eben nicht wiederbeleben.“

Das half mir immer noch nicht weiter. Da half nur die ultimative Wahl: In Ruhe sterben lassen – oder ins Krankenhaus.

„Wenn er stirbt, auf keinen Fall ins Krankenhaus – wenn, dann soll er in Ruhe in seiner gewohnten Umgebung im Heim sterben.“

Also Zweizeiler aufsetzen unter dieser Patientenverfügung:

„Sehr geehrter Herr Betreuer, wie mit ihnen besprochen, soll der Patient nicht mehr in ein Krankenhaus sondern in Frieden im Heim versterben.“

Und ab das Fax.

Dann zum Auto. Im Vorbeigehen rief ich meiner Mitarbeiterin zu, sie solle das Heim informieren, ich würde jetzt losfahren.

Vorbei an den vielen verständnislosen Gesichtern der wartenden Patienten ging ich zum Auto und startete den Motor.

Als ich losfahren wollte, stoppte mich meine Arzthelferin. Schwester S. aus dem Altersheim hätte angerufen. Sie habe mit dem Betreuer telefoniert, der sei mit einer Verlegung ins Krankenhaus einverstanden und daraufhin hätte Schwester S. den Notarzt angefordert.

Also wieder den Betreuer anrufen.

„Blödsinn – nur wenn sie persönlich als Arzt es für richtig halten, sollte der Patient in ein Krankenhaus eingewiesen werden.“

Aber für eine Änderung war es zu spät.

Am Nachmittag fuhr ich ins Heim. Bewusst wollte mir Schwester S. ausweichen, was ihr aber nicht half.

Ja – der Notarzt habe gesagt, der Patient habe eine Lungenentzündung.

Ja – der Patient sei jetzt zur intravenösen Therapie im Krankenhaus.

Ja – alles sei genau nach den Standardarbeitsanweisungen des Heims verlaufen.

Ja – der junge Notarzt habe gesagt, sie habe alles richtig gemacht.

Nein – ich hätte sowieso nichts ausrichten können.

An dieser Stelle unterbrach ich ihren Redeschwall.

„Stopp! Zu den ersten Punkten will ich nichts sagen – den letzten Punkt ihrer Aufzählung bestreite ich!“

Herr K. verstarb am Sonntag, dem 08. Juli – am zweiten Tag nach seiner Einlieferung ins Krankenhaus. Morgens um 2.00 Uhr – in einer für ihn vollkommen fremden Umgebung.

Es war dunkel draußen. Fremde Gestalten huschten um sein Bett. Er war angeschlossen an viele Schläuche, die seinem Körper Flüssigkeit und Antibiotika zuführten. Vermutlich drückte die Atemmaske – so wie sie es immer tut.

Sein Tod war nicht vermeidbar – die Umstände schon.

Geschäftsgeheimnisse

Das Kostendämpfungsgesetz von 2006 versprach eine *„Stärkung der Patientenrechte"*.

Seit dem 01.01.2007 wissen viele chronisch kranke Patienten, was es damit auf sich hat: Sie erhalten in der Apotheke nicht mehr ihr gewohntes Medikament.

Da helfen kein Betteln und kein Flehen!

Auch wenn die Patienten dem Apotheker anbieten, den Differenzbetrag zwischen dem billigsten Präparat (was die Kasse bezahlt) und dem gewohnten Präparat selbst zu zahlen, muss der Apotheker sagen, dass das nicht geht: es würde dem Gesetz widersprechen!

Der Gesetzgeber hat den Kassen neuerdings eingeräumt, Rabattverträge mit Arzneimittelherstellern zu schließen. Die Krankenkasse bekommt dabei vom Hersteller eine Geldzahlung, die als Rabatt deklariert ist. Als Gegenleistung erhalten alle Patienten die Medikamente nur noch von den Firmen, mit denen der Rabattvertrag besteht.

Was der Patient bisher bekommen und was er bisher gut vertragen hat, interessiert nicht. Er bekommt in der Apotheke das Präparat, dessen Hersteller mit der Krankenkasse einen Rabattvertrag hat, auch wenn der Arzt ein anderes verordnet hat.

Nehmen wir als Beispiel den Blutdrucksenker mit dem Wirkstoff *„Ramipril"*. Dieser Wirkstoff wird von etwa 30 Arzneimittelherstellern vertrieben. Bisher verschrieb der Arzt das Präparat von derjenigen Firma, deren Qualität und Preiswürdigkeit er vertraute und dessen Tabletten z.B. besonders gut teilbar waren. Denn auch Sie wollten ja – wie Ihr Arzt auch – keine unnötigen Kosten verursachen.

Deshalb hat Ihnen Ihr Arzt eine gut-teilbare 5 mg Tablette verschrieben (1 Packung mit 100 Tabletten Ramipril 5 mg kosten € 12,34), da Sie pro Tag 2.5 mg des Wirkstoffes benötigen.

Eine klassische *„Win-Win"*-Situation für Arzt und Patient:

- Für Sie: Mit der 100er-Packung sind Sie 200 Tage ausreichend versorgt – und brauchen nur einmal die Zuzahlung zu leisten.
- Für Ihren Arzt: Ihr Doktor entlastet sein Budget für ein Quartal und kann mit diesem Geld anderen Patienten helfen.

Auch wenn der Arzt das Präparat unverändert weiter verschreibt, darf der Apotheker inzwischen nur noch das billigste Präparat abgeben, auch wenn der Preisunterschied nur wenige Cent pro 100er-Packung beträgt. Und wenn die Krankenkasse des Patienten einen Rabattvertrag mit einem Ramipril-Hersteller hat, darf der Apotheker nur das Präparat dieses Herstellers abgeben.

Dadurch kommt es zu paradoxen Situationen:

- in der Apotheke droht den Patienten eine deutlich verlängerte Wartezeit, weil der Apotheker mit Hilfe des Computers erst bestimmen muss, welches Rabattarzneimittel für die jeweilige Kasse, den jeweiligen Wirkstoff, Packungsgröße und Arzneiform gültig ist.
- der Patient bekommt nun ein Präparat, das zwar in der Preisliste der Medikamente zu den teureren gehört, aber durch den Rabatt billiger wird als das in der Preisliste billigste. Wie viel billiger, ist allerdings geheim – und ob es dank der Rabatte tatsächlich billiger wird als das billigste, das ist noch geheimer als geheim, also *„top secret"* . . .
- der Patient kann die Tablette nicht mehr teilen – denn die billigste hat keine Bruchrille mehr. Also muss er sich einen Tablettenteiler kaufen – oder, wenn der Apotheker geschäftstüchtiger ist (er verdient einen nahezu identischen Betrag *„pro Packung"*, nicht *„pro Tablette"*), wieder zum Arzt zurückgeschickt mit der Aufforderung: *„Da muss Ihnen Ihr Arzt nun die 2,5 mg Tablette verschreiben!"*

Ein Schelm, wer jetzt irgendwelche Euro-Zeichen in den Augen des Apothekers sieht:

- 2 Packungen a 100 Tabletten zu 2.5 mg (1 Packung mit 100 Tabletten Ramipril 2,5 mg kostet € 12,04, Gesamtkosten also € 24,08) enthalten dieselbe Menge Wirkstoff wie 1 Packung a 100 Tabletten zu 5 mg (Gesamtkosten siehe oben: € 12,34),
- Sie haben zweimal die Zuzahlung zu leisten,

- Ihr Doktor belastet sein Budget,
- nur der Apotheker ist glücklich – sogar gesetzlich garantiert: Er verkauft statt einer Packung nun zwei Packungen.

Zudem: Die Rabattverträge sind *„Geschäftsgeheimnisse“* der beteiligten Krankenkassen und Arzneimittelhersteller. Über die Vertragsinhalte und Rabatte wird Stillschweigen bewahrt.

Eine Black Box.

Ein staatlich geschaffener *„Mauschelraum“* für Pharma-Industrie und Krankenkasse.

Nun haben wir das merkwürdige Dilemma für Ihren Hausarzt, dass der zwar für sein ihm von der Kassenärztlichen Vereinigung streng vorgegebenen Budget persönlich verantwortlich (und damit persönlich mit seinem gesamten Vermögen haftbar!) ist, auf der anderen Seite weiß er gar nicht, was die von ihm verschriebenen Medikamente tatsächlich kosten bzw. wie sie sein Budget belasten.

Ein Schelm, wer Arges dabei denkt!

Wehe also, Ihr Doktor überzieht sein Budget – dann droht ihm ein Regress, den er persönlich aus eigener Tasche zahlen muss.

Zudem weiß der Arzt gar nicht, ob das vom Apotheker ausgetauschte Medikament tatsächlich das günstigste ist. Der Doktor ist aber verpflichtet, das günstigste Arzneimittel zu verschrieben.

Da gab es denn auch den Allgemeinarzt Martin G. [9] (vergl. Deutsches Ärzteblatt 13/2011, A 681), der wollte Licht ins Dunkel der Rabattverträge bringen – und ist grandios gescheitert: *„Ich halte diese Intransparenz für unerhört und nicht hinnehmbar“*, schrieb der Doktor an seine Kassenärztliche Vereinigung (KV). Er hoffe auf eine erklärende Antwort.

Aber weder die KV, die später seine wirtschaftliche Verordnungsweise bewerten und über einen möglichen Regress gegen ihn befinden wird, konnte ihm helfen, noch die Ärztekammer: Die Modalitäten der Rabattverträge seien unbekannt!

---

[9] vergl. Deutsches Ärzteblatt 13/2011, A 681

„Erst das Aufsicht führende Gesundheitsministerium setzt zu einer Erklärung an: Rabattverträge würden nach europäischem Vergaberecht geschlossen. Das erlaube pharmazeutischen Unternehmen, das eigene Angebot der Geheimhaltung zu unterwerfen, was mit Verweis auf Geschäftsgeheimnisse regelmäßig geschehe. Die Kassen, so das Ministerium weiter, stünden ebenfalls im Wettbewerb, und die Veröffentlichung von erzielten Preisen und Mengen könne deren Wettbewerbsposition berühren." [10]

Wenn das Sprichwort stimmt, dass Gelegenheit Diebe macht: Eine bessere Gelegenheit für zwielichtige Unter-der-Hand-Vertragsabschlüsse konnte man Krankenkassen-Verhandlern und Pharmaherstellern doch gar nicht verschaffen.

„Dass so eine Summe nicht ohne eine Zunahme von Bürokratie erwirtschaftet werden kann, liegt auf der Hand. Ende 2011 gab es nach Angaben des Apothekerverbandes 16.400 Verträge, die zwischen 153 Krankenkassen und 151 Pharmaherstellern geschlossen wurden" [11].

Irgendwie muss ich als Arzt die Sache mit der Stärkung der Patientenrechte missverstanden haben.

Ein Schelm, wer Arges dabei denkt!

[10] vergl. Deutsches Ärzteblatt 13/2011, A 681

[11] http://www.sueddeutsche.de/geld/rabattvertraege-mit-der-pharmaindustrie-wenn-die-pille-ploetzlich-blau-statt-rot-ist-1.1350478

Hausbesuche gratis?

Der Wasserhahn tropft und die Klospülung geht nicht.

Der Familien-Super-GAU!

Da muss der Handwerker her!

Haben Sie schon einmal einen Gas- und Wasserinstallateur, einen Handwerker, einen Schlüsseldienst, einen Kanalreiniger zu sich nach Hause bestellt?

Können Sie sich an die Rechnung erinnern? Wissen Sie noch, was der nur für den Besuch in ihrem trauten Heim berechnet hat, *„Anfahrtspauschale"* oder ähnliches genannt?

Die Gebührenordnung für Kassenärzte bewertet den normalen Hausbesuch tagsüber (Ziffer 01410) 2012 mit 600 Punkten. Ein Punkt ist theoretisch 3,5048 Cent wert, der Hausbesuch würde dem Arzt also theoretisch € 21,03 bringen. Zusätzlich kann der Arzt noch eine Wegepauschale berechnen, die im KV-Bereich Nordrhein z.B. bis zu 2 km Entfernung pauschal bei Tage € 1,32 beträgt. Macht für den Hausbesuch in der Mittagszeit immerhin € 22,35.

Die Frage ist aber: Erhält Ihr Doktor das Geld auch wirklich?

Wir erinnern uns: Seit 2009 erhält der Arzt die Behandlung seiner Patienten weitgehend pauschaliert bezahlt. Das Ganze nennt sich *„Regelleistungsvolumen"* und beträgt pro Patient im III. Quartal 2012 € 36,18. Überschreitende Leistungen werden abgestaffelt vergütet, auf etwa 10 Prozent ihres Gebührenordnungswertes. Mit anderen Worten: Hat der Arzt sein Regelleistungsvolumen ausgeschöpft wird der Hausbesuch den Ärzten so gut wie überhaupt nicht bezahlt. Ob er einen Besuch fährt oder nicht, wirkt sich für den Arzt honorarmäßig nicht aus, er bekommt für den Besuch nur das Wegepauschale und ein Rumpfhonorar von rund € 2,10.

Das Wort *„Honorar"* leitet sich übrigens von dem lateinischen Wort *„honor"* ab, was soviel wie *„Ehre"* bedeutet. Das *„Honorar"* ist also der *„Ehrensold"* des Arztes für seine Tätigkeit – und genauso versteht es die Politik:

Die Politik spekuliert darauf, dass Ärzte aus ethischen Gründen bereit sind, kostenlose Leistungen zu erbringen. Und zum Glück für die Patienten gab und gibt es bisher immer noch Ärzte, die bereit sind, schwer kranke Patienten zu Hause oder im Altenheim, Pflegeheim oder Hospiz zu besuchen.

Am heutigen Tage hat die Bremer Bürgerschaft als erstes Bundesland beschlossen, einen Mindestlohn von € 8,50 pro Stunde einzuführen. Damit ist es amtlich, dass die Politik von einem Hausarzt erwartet, bei einem Rumpfhonorar von rund € 2,10 ca. 4 Hausbesuche pro Stunde zu absolvieren – inklusive Fahrzeit!

Das ist eben der Unterschied zwischen *„Lohn“* und *„Honorar“*.

Wundern Sie sich nicht auch, dass es bei diesen Honoraren überhaupt noch Ärzte gibt, die Hausbesuche durchführen oder neue Patienten in Altenheimbetreuung übernehmen?

Ein Schelm, wer Arges dabei denkt!

Rolling Stones

12. Juli 2012

Die Rolling Stones haben heute Geburtstag! An einem Donnerstag vor genau 50 Jahren hatten sie ihren ersten Auftritt im Londoner Marquee Club. Sie sind die erfolgreichste und langlebigste Rockband aller Zeiten und sie begleiten mich seit meiner frühesten Jugend.

Und wenn ich die Rolling Stones so betrachte, so erinnert mich die Situation an die des *„Dorian Gray“*. In diesem berühmten Roman von Oscar Wilde bleibt der Protagonist ewig jung – nur sein an der Wand hängendes Porträt altert.

Und wenn ich die Bilder der Bandmitglieder auf der Bühne sehe, merke ich, dass die Zeit an ihnen nicht unbemerkt vorüber gezogen ist: Sie sind alt geworden …

Und ich fühle mich wie Dorian Gray …

Amerika – du hast es besser …[12]

Manchmal ist es schon interessant, wenn man als Arzt nicht nur Fachartikel über die aktuellsten Behandlungsmöglichkeiten altbekannter Erkrankungen liest, sondern auch über Artikel stolpert, die seine rechte Gesäßtasche betreffen; also die Tasche, in der üblicherweise das Portemonnaie griffbereit sitzt.

In diesem Fall ist es nicht die eigene Tasche – sondern die Tasche der amerikanischen Kollegen bzw. die ihrer Patienten.

Irgendwie bin ich auf einen alten Artikel im deutschen Ärzteblatt gestoßen: Retail Health Clinics: Medizin aus dem Supermarkt [13]. Spannend, was man da über diesen Gesundheitssupermarkt in einem Supermarkt liest:

„Eine Tafel – dem Sprachgebrauch der Gastronomie entlehnt „Menu" genannt – listet die Dienstleistungen auf, die man erwarten kann, beziehungsweise die Indikationen, mit denen man hier an der richtigen Adresse ist. Es sind erkennbar die sogenannten kleinen Notfälle wie Allergien, Halsschmerzen, Durchfall, Insektenstiche, leichter Sonnenbrand und Sinusitis. Auch Impfungen sind auf die Schnelle erhältlich, unter anderem gegen Grippe, Hepatitis A und B, Polio, Tetanus und Diphtherie."

Jetzt stelle man sich einmal diese Auflistungen dieser amerikanischen *„Notfälle"* – in Deutschland vor – und deren Konsequenzen für einen deutschen Versicherten in der Gesetzlichen Krankenversicherung (GKV):

- Allergien: Oha, man weiß ja nie – schließlich kann ja aus jeder Allergie ein Asthma-Anfall werden – oder ein allergischer Schock!

  → Doch lieber zum Arzt!

- Halsschmerzen: Da könnte sich ja eine Diphterie hinter verbergen: Atemnot – Erstickung – qualvoller Tod!

  → Doch lieber zum Arzt!

- Durchfall: Schon zweimal auf der Toilette gewesen, und der Stuhlgang immer noch nicht fest. Chronische Darmerkrankung, Tumor,

---

[12] Johann Wolfgang von Goethe (Werk: Zahme Xenien, Den Vereinigten Staaten)

[13] Dtsch Arztebl 2007; 104(40): A-2711

Shigellen-Ruhr – vielleicht natürlich auch die Pommes mit Doppel-Mayo von gestern Abend.

→ Doch lieber zum Arzt!

- Insektenstiche: Möglicherweise sogar eine Zecke – man liest ja soviel. Vielleicht könnte sich der Stich ja entzünden? Eine Blutvergiftung droht! Ohne Antibiotika bei einem Mückenstich läuft da gar nichts! Wie hat die Menschheit nur die letzten paar Millionen Jahre überleben können?

  → Doch lieber zum Arzt!

- Leichter Sonnenbrand: Zu lange auf der Sonnenbank – Haut gerötet, etwas warm – Sonnen(bank)stich?

  → Doch lieber zum Arzt! Oder gleich zur Notaufnahme?

- Sinusitis: Gestern 2 x, heute schon 3 x gehustet – jetzt auch noch die Nasenatmung behindert – immer dieses Naseputzen mit dem gelben Schleim. Was schon allein die Tempo-Taschentücher kosten. Und in drei Tagen ist Wochenende. Nachher gibt es noch eine Lungenentzündung! Man weiß ja nie.

  → Doch lieber zum Arzt!

Aber dann kommt in diesem Artikel noch ein Satz, der den Autor als Deutschen entlarvt:

„Stutzig wird man indes bei ‚Angeboten' zur Behandlung von Mononukleose, Übelkeit und Erbrechen, Bronchitis oder Blasenentzündungen – allesamt gute Gründe, einen Arzt aufzusuchen."

Zur Erinnerung:

- Mononukleose: Mit einem Tropfen Blut im Mononukleose-Schnelltest ist diese Erkrankung sicher und einfach zu diagnostizieren. Standardtherapie (auch in Deutschland): keine Behandlung – vielleicht bei Bedarf eine Paracetamol (rezeptfrei).

- Übelkeit und Erbrechen: Für diese Diagnose muss man nun wirklich kein Arzt sein. Haben unsere Großeltern schon regelmäßig mit Tee und Zwieback behandelt …

- Bronchitis: Die Diagnose einer akuten Bronchitis ist eine der meistgestellten Diagnosen in Allgemeinarztpraxen. Besser wäre meistens die Diagnose: akuter Atemwegsinfekt, da in der Regel nicht nur die Bronchien, sondern auch andere Teile der Atemwege betroffen sind. Um es auf *„deutsch"* zu sagen: so wird in der Regel eine Erkältung deklariert oder sprachschwurbelich für die Kassenärztlich Vereinigung ein *„Sinubronchiales Syndrom"* kodiert.
- Blasenentzündungen: sicherlich oftmals sehr unangenehm. Wie hat die Menschheit nur die letzten hunderttausend Jahre überlebt ohne Ärzte? Ach ja – die meisten Blasenentzündungen heilen spontan aus.

Man kann trefflich darüber streiten, warum dies *„allesamt gute Gründe"* sein sollen, einen Arzt aufzusuchen. Warum der kundige ärztliche Leser des Deutschen Ärzteblattes an dieser Stelle *„stutzig"* werden sollte, entzieht sich der Kenntnis des Arztes.

Doch besonders interessant wird es, wenn man den Internet-Kollegen Dr. Google befragt, wie viel denn diese *„eigens ausgebildete Krankenschwestern oder Arzt-Assistenten"* für ihre Dienstleistung erhalten:

„In der Tat zeigen Studien, dass etwa eine Konsultation bei Ohrenschmerzen in Retail-Kliniken mit 59 US-Dollar zu Buche schlägt, während ein Besuch in der ärztlichen Sprechstunde 95 US-Dollar kostet. Beim Bereitschaftsdienst sind es 135 US-Dollar, und in klinischen Notfalleinrichtungen sogar 184 US-Dollar."[14]

Zur Erinnerung: wir Ärzte erhalten im III. Quartal 2012 für eine dreimonatige direkte ärztliche Behandlung pro Patient ein Regelleistungsvolumen von € 36.18. Dies entspricht (aktueller Kurs: 1 € = 1,23 $)

44,50 $

Amerikanische *„eigens ausgebildete Krankenschwestern oder Arzt-Assistenten"* erhalten für einen Einmalbesuch

59.00 $

Da runzelt man schon mal die Stirn.

Ein Schelm, wer Arges dabei denkt!

---

[14] Siehe: http://news.doccheck.com/de/article/209807-retail-kliniken-billigfieber-zum-bestpreis/?dcnews_fe=de0d796af4db78862dad3d4c2b1e0b43

KKiKK

Gestern der Durchbruch: Die Katholischen Kliniken im Kreis Kleve (KKiKK) stellen auch bei Einrichtung des *„Bauchzentrums"* in Goch qualifizierte Versorgung rund um die Uhr im St. Antonius Krankenhaus Kleve sicher. [15]

Die Proteste der Klever Ärzte waren erfolgreich.

Die Klever Ärzte sind zufrieden.

Na ja, nicht ganz.

Denn ob es Sinn machend ist, die Leistungen eines Krankenhauses in diverse andere Standorte zu verlagern, weiß ich nicht.

Also neben dem Bauchzentrum in Goch soll

- eine zusätzliche komplette Gastroenterologie in der Inneren Abteilung des Klever Krankenhauses eingerichtet werden.
- ein zusätzliches komplettes Bauchoperations-Team in der Chirurgie des Klever Krankenhauses etabliert werden

Das St. Antonius Krankenhaus Kleve hat schon jetzt massive Probleme, frei werdende Arztstellen zu besetzen – und dann soll es weiterhin neben dem Krankenhaus in Goch jeweils eine zweite zusätzliche komplette internistische und chirurgische Facharztabteilungen in Kleve geben?

Es werden noch Wetten angenommen …

Ein Schelm, wer Arges dabei denkt.

[15] http://www.rp-online.de/niederrhein-nord/goch/nachrichten/hausaerzte-kliniken-lenken-ein-1.2909206

Der Mord an der Vorhaut

Ich gestehe: Bei der Unterschriftensammlung gegen die Genitalverstümmlung von Frauen hätte ich unterschrieben – würde ich nicht aus grundsätzlichen Erwägungen *„Ich-bin-dafür-dass-wir-dagegen-sind“*-Resolutionen ablehnen.

Ich gestehe: Bei einer Unterschriftensammlung gegen die Genitalverstümmelung von Männern weiß ich nicht, ob ich unterschrieben hätte. Aber ich wurde der Beantwortung dieser Frage enthoben – diese Unterschriftenaktion gab es nie. Warum eigentlich nicht?

Meiner persönlichen Meinung werde ich jedoch nun enthoben; denn die Bundesärztekammer rät ihren Mitgliedern wegen der unklaren rechtlichen Lage davon ab, rituelle Beschneidungen [16] vorzunehmen. Man müsse derzeit jeden Mediziner davor warnen, den umstrittenen Eingriff vorzunehmen, sagte Ärztekammerpräsident Frank Ulrich Montgomery.

Der muss es ja wissen.

Wer sich als Arzte trotzdem für eine derartige Operation entscheide, laufe Gefahr, strafrechtlich belangt zu werden. Denn das Landgericht Köln hatte die Beschneidung von Jungen 2012 als strafbare Körperverletzung gewertet.

Die Kölner Richter argumentierten, in der Bewertung überwiege das Grundrecht eines Kindes auf körperliche Unversehrtheit. Die Religionsfreiheit und das Erziehungsrecht der Eltern würden nicht unzumutbar beeinträchtigt, wenn sie abwarten müssten, ob sich das Kind später selbst für eine Beschneidung entscheide.

Das Urteil sorgte in Deutschland für Empörung – auch international.

Juden und Moslems in seltener Übereinstimmung.

Warum klappt eine solche Übereinstimmung nicht auch in Kleinasien? Dort wo Juden und Araber so eng beieinander leben und immer wieder gegeneinander Krieg führen?

Bundesgesundheitsminister Bahr sagte, dass er die Beschneidung als Ausdruck religiöser Selbstbestimmung straffrei halten wolle. „*"Für mich ist die*

---

[16] http://www.spiegel.de/thema/genitalverstuemmelung/

freie Ausübung der Religion ein ganz hohes Gut", sagte der FDP-Politiker der Tageszeitung „*Die Welt*". Deshalb sei die Unsicherheit nach dem Gerichtsurteil schnellstens abzubauen.

Äh – wo vermittelt dieses eindeutige Gerichtsurteil „*Unsicherheit*"?

Vielleicht fragt der Minister das nächste zu beschneidende Klein(st)kind im Rahmen der religiösen Selbstbestimmung: „*Hallo, ich bin der Onkel Bahr – was hältst du von der freien Ausübung der Religion?*"

Falls es bei der Rechtsauffassung eines Kölner Gerichts bleibe, wonach die Beschneidung eines Jungen strafbare Körperverletzung ist, sei das jüdische Leben in Deutschland bedroht. „*Dann müssten wir gehen*", sagte Graumann. Das sei „*kein rhetorischer Trick*".

Ähnlich hatte sich bereits Pinchas Goldschmidt, Präsident der europäischen Rabbiner, geäußert.[17] Er nannte das Urteil den „*vielleicht gravierendsten Angriff auf jüdisches Leben in Europa nach dem Holocaust*".[18]

Das möchte ich nun wirklich nicht kommentieren !!!

Aber hat Herr Pinchas Goldschmidt als Präsident der europäischen Rabbiner einmal die juristischen und medizinischen Auffassungen anderer europäischer Staaten betrachtet? Diese sind nachzulesen bei Wikipedia [19] und unterscheiden sich nicht so sehr von der durch ein deutsches Gericht vertretenen Auffassung.

Nachtrag:

So aufgeschreckt beschloss der Bundestag heute: „*Eine medizinisch fachgerechte Beschneidung von Jungen ohne unnötige Schmerzen*" müsse „*grundsätzlich zulässig*" sein. Die Abgeordneten stimmten mit breiter Mehrheit zu.

Konsequent weiter gedacht: Muss ein Kind nach der Geburt bei der Durch-

---

17 http://www.spiegel.de/panorama/justiz/europaeische-rabbiner-kritisieren-koelner-urteil-zu-beschneidung-a-844100.html

18 http://www.spiegel.de/thema/holocaust/

19 https://de.wikipedia.org/wiki/Zirkumzision

trennung der Nabelschnur auch betäubt werden? Empfindet das Neugeborene dabei *„unnötige Schmerzen"*?

Ich weiß es nicht – aber ich sehe hier zahlreiche Habilitationschancen für Neonatologen und Beschäftigungsmöglichkeiten für den deutschen Ethikrat.

In der Entschließung wird zudem gefordert, dass die Bundesregierung möglichst bis Herbst eine gesetzliche Regelung vorlegen soll. Diese müsse Rechtssicherheit für Eltern und Mediziner schaffen. [20]

Wo bleibt bei dieser Resolution eigentlich die Rechtssicherheit der Kinder auf körperliche Unversehrtheit?

Ja, ich weiß natürlich: Dieser Ruck-Zuck-Bundestagsbeschluss vom heutigen Tage hat nur symbolischen Wert – rechtlich bindend ist er nicht.

Rechtlich bindend hatten sich die Abgeordneten ein paar Jahre zuvor mit dem § 1631 (2) BGB befasst, der seit dem Jahr 2002 das Recht des Kindes auf gewaltfreie Erziehung ergänzt.

Ich persönlich verstehe darunter auch die körperliche Unversehrtheit.

Aber ich will niemandem meine Meinung aufzwingen.

Hat eigentlich irgendjemand unserer Abgeordneten einmal mit den Kindern gesprochen? Wegen der religiösen und sexuellen Selbstbestimmung?

Naja, ist ja schwierig, sich mit den kleinen Säuglingen zu unterhalten.

Ach ja – welche modische Form der Beschneidung soll es denn sein: *„High and loose", „High and tight", „low and loose" oder „low and tight"?* Ersteres ist mehr amerikanisch, letzteres mehr europäisch. Die mittleren Stielrichtungen sind ein Kompromiss zwischen beiden Kontinenten, also das eine mehr West-Atlantik, das andere mehr Ost-Atlantik.

Wie das konkret aussieht, kann jeder Leser bei Wikipedia nachschlagen. [21]

Das Leben ist eben immer ein Kompromiss.

Und über allem die Gewissheit, dass wir wenig ändern können.

Ein Schelm wer Arges dabei denkt!

---

[20] http://www.spiegel.de/politik/deutschland/bundestag-beschliesst-resolution-gegen-beschneidung-a-845389.html

[21] https://de.wikipedia.org/wiki/Zirkumzision

Deep Throat

William Mark Felt Sr. (* 17. August 1913 in Twin Falls, Idaho; † 18. Dezember 2008 in Santa Rosa, Kalifornien) war ein Agent der US-amerikanischen Bundespolizei FBI. Aufgrund der Geheimhaltung u.a. der Reporter Bob Woodward und Carl Bernstein von der Washington Post wurde erst nach 33 Jahren am 31. Mai 2005 bekannt, dass er unter dem Pseudonym *„Deep Throat"* der wichtigste Informant in der Watergate-Affäre war [22].

Als die Journalisten Carl Bernstein und Bob Woodward den Watergate-Skandal untersuchten, war der Ratschlag ihres berühmten Informanten *„Deep Throat"* recht einfach: *„Folgen Sie der Spur des Geldes."*

Dies taten sie – und diese Spur führte sie zur Quelle des Skandals: den Präsidenten der Vereinigten Staaten von Amerika. Felts Informationen führten am 9. August 1974 zum Rücktritt des US-Präsidenten Richard Nixon.

Es ist ebenso nützlich, dies heute mit staatlich organisierten Gruppierungen zu tun.

Verfolgen wir also einmal die Spur Ihrer Krankenversicherungsbeiträge.

Der allgemeine Beitragssatz 2012 beträgt 15.5% – hiervon bezahlen Sie von Ihrem Lohn 8.2% und Ihr Arbeitgeber 7.3%. Das mit den Arbeitgeberbeiträgen klingt gut – aber das Ganze ist natürlich Augenwischerei bzw. eine Milchmädchenrechnung: Sie und nur Sie selbst zahlen die 15.5%. Nehmen wir als an, Sie verdienen im Monat € 2.000, dann zahlt Ihr Arbeitgeber € 146 und auf Ihrem Lohnzettel erscheinen € 164 als Abzüge. Man könnte natürlich auch sagen, Sie verdienen € 2146 und müssen € 310 Krankenversicherung bezahlen.

Mathematisch ist das kein Unterschied.

Klingt nur anders.

Diese € 310 überweist Ihr Arbeitgeber an die Krankenversicherung – und hier reibt sich der Bankmanager schon das erste Mal die Hände – es wird im Laufe unserer Betrachtung nicht das letzte Mal gewesen sein.

Da die 140.000 (in Worten: einhundertvierzigtausend) Mitarbeiter der ge-

[22] https://de.wikipedia.org/wiki/Mark_Felt

setzlichen Krankenversicherungen ja auch von etwas leben wollen, fallen 5.5% Ihrer € 310 als Unkostenbeitrag für diese Organisation ab. Insgesamt als € 204.60 pro Jahr. Auch hier ist die Bank wieder beteiligt, da den Mitarbeitern der Lohn auf das Konto ihrer Hausbank überwiesen wird – nach Abzug ihrer Krankenversicherungsbeiträge (Sie hören den Bankmanager!), der Steuern (hören Sie ihn wieder lachen!), Kontoführungsgebühren (langsam wird einem wirklich unheimlich bei seinem Gelächter ...).

Mit der Einführung des Gesundheitsfonds werden die für die Gesetzliche Krankenversicherung (GKV) bestimmten Beitrags- und Steuergelder zentral eingenommen; die Krankenkassen erhalten so dann Zuweisungen vom Gesundheitsfonds, aus denen sie die Ausgaben für die Gesundheitsleistungen und ihre Verwaltungskosten finanzieren sollen. Die Krankenkassen ziehen die Sozialversicherungsbeiträge zunächst ein und übertragen sie an den Gesundheitsfonds, der vom Bundesversicherungsamt [23] verwaltet wird. Auch die zweigen etwas von Ihrem Geld ab.

2010 betrugen die Zuweisungen aus dem Gesundheitsfonds (das sind also die Rücküberweisungen an die Krankenkassen) 170,3 Milliarden Euro [24].

Haben Sie mitgezählt, wie oft hier Geld hin und her überwiesen wurde. Langsam wird die Lage unübersichtlich – aber bis jetzt ist das Geld erst (oder schon wieder) bei der Krankenkasse.

Nun folgt die Weiterleitung eines Teils des Betrages an die Kassenärztliche Vereinigung. Hören Sie wieder die Registrierkassen der Bank arbeiten?

Von dort wird es nun tatsächlich an die Ärzte überwiesen (siehe Regelleistungsvolumen).

Nein, diesmal nimmt die Kassenärztlich Vereinigung kein Geld von Ihnen – das holt sie sich diesmal von den Ärzten, also mehr indirekt von Ihnen als Versicherten. Immerhin 2.6% des ärztlichen Honorars. Aber im Grunde genommen: dieser Beitrag der Ärzte für ihr Honorar an die Kassenärztliche Vereinigung erhöht natürlich das Einkommen der Ärzte, den die Ärzte aber nicht ausgezahlt bekommen, da er direkt wieder zurückgebucht wird von bzw. an die Kassenärztlich Vereinigung.

Alles klar?

---

[23] https://de.wikipedia.org/wiki/Bundesversicherungsamt

[24] https://de.wikipedia.org/wiki/Gesundheitsfonds

Hören Sie wieder das Händereiben des Bankdirektors?

Was liegt da näher, als eine Bank zu gründen – die Deutsche Apotheker und Ärzte Bank, kurz *„apoBank"* genannt.

Und nun lassen Sie uns gemeinsam raten, wer im Aufsichtsrat dieser Bank sitzt: Richtig, wir finden die wichtigsten Ärzte-, Zahnärzte- und Apothekerfunktionäre säuberlich aufgezählt. Sogar die Kassenärztliche Bundesvereinigung ist durch Herrn Dr. med. Andreas Köhler beteiligt. [25]

Ein Schelm, wer Arges dabei denkt!

Woodward und Bernstein hätten den Watergate-Skandal in unserer heutigen Zeit niemals aufdecken können – die Spur des Geldes vom Beitragszahler bis zum Arzt ist einfach nicht mehr nachvollziehbar.

Unsere Politiker, die durch ihre Gesetze dieses Vorgehen ermöglichen, haben viel aus der Watergate-Affäre gelernt.

Mister William Mark Felt Sr. sei Dank!

---

[25] http://www.apobank.de/70partner/00portrait/30gremien/20aufsichtsrat/index.html

Milchmädchenrechnungen und Zahlenspielereien – einmal anders

Im Jahre 2008 wurden für die ärztliche Behandlung durch die niedergelassenen Ärzte (ohne Zahnärzte) 24,275 Milliarden Euro aufgewendet (15,1 % der Gesamtausgaben), für die zahnärztliche Behandlung 8,074 Milliarden Euro (5,0 %) [26].

Von den Gesamtausgaben der gesetzlichen Krankenversicherung im Jahre 2009 über 160,9 Milliarden Euro entfallen 8,9 Milliarden Euro – also 5,5 Prozent – auf die Verwaltungskosten [27].

Aus diesen wenigen Zahlen kann man einige Schlussfolgerungen ziehen:

- Die Verwaltungskosten der Krankenkassen sind höher als die Ausgaben der Krankenkassen für die Zahngesundheit ihrer Mitglieder.
- Pro Mitglied wandten die Kassen im Jahr 2005 € 160.- auf, also € 40.- pro Quartal. Mit anderen Worten: Die Verwaltungskosten lagen bereits im Jahre 2005 um mehr als 10% über meinem allgemeinmedizinischen Regelleistungsvolumen für das III. Quartal 2012 von € 36.18 (von diesem Betrag müssen noch die Verwaltungskosten der KV abgezogen werden!).
- 8.9 Milliarden Verwaltungsgebühren werden von 140.000 Mitarbeitern erwirtschaftet (oder verwirtschaftet?). Oder anders ausgedrückt: knapp € 62.000 pro Jahr pro Mitarbeiter. Dies entspricht rechnerisch dem Gegenwert von 1.713 RLVs eines Allgemeinmediziners pro Jahr bzw. 428 RLVs pro Quartal (Basis III. Quartal 2012). Mit anderen Worten: Mit dem Geld, das ein Mitarbeiter einer Krankenkasse durchschnittlich erhält, soll ich 428 Patienten hausärztlich ganzjährig (!) betreuen.
- Die rund 60.000.000 (in Worten: 60 Millionen) gesetzlich Versicherten werden von 140.000 Mitarbeitern der gesetzlichen Krankenkassen betreut. Das ergibt 1 Mitarbeiter pro 428 GKV-Versicherte.

---

[26] https://de.wikipedia.org/wiki/Gesetzliche_Krankenversicherung

[27] https://de.wikipedia.org/wiki/Gesetzliche_Krankenversicherung

- 428? Irgendwie kommt mir die Zahl 428 bekannt vor – nur heißen die Bürger bei den Krankenkassen *„Versicherte“* und bei uns Ärzten *„Patienten“*. Ferner kann man aus der Zahl schließen, dass es bundesweit ebenso viele niedergelassene Ärzte wie Krankenkassenmitarbeiter gibt. Eine Überprüfung für das Jahr 2006 [28] ergab 134.798 niedergelassene Ärzte – bei rund 140.000 Krankenkassenmitarbeitern. Bei dem Spiel Krankenkassenmitarbeiter gegen niedergelassenem Arzt steht es also 1 : 1 – unentschieden – mit leichtem Vorteil für die Mitarbeiter der gesetzlichen Krankenkassen.
- 160,9 Milliarden Euro, die 2009 von den gesetzlichen Krankenkassen verwaltet und ausgegeben wurden, entsprechen ca. 50% der Staatsschulden Griechenlands im Jahr 2012.
- …

Langsam wird mir die Zahlenspielerei dann doch unheimlich. Ich höre jetzt lieber auf.

Mein Rat an Sie, lieber Leser – frei übersetzt nach den Worten des berühmten englischen Staatsmann Winston Churchill: *„Traue keiner Statistik, die du nicht selbst gefälscht hast.“*

Aber all diese von mir genannten Zahlen sind real, wahr und überprüfbar …

Ein Schelm, wer Arges dabei denkt.

[28] https://de.wikipedia.org/wiki/Gesetzliche_Krankenversicherung

MRSA

Staphylokokken sind häufig vorkommende Bakterien, die insbesondere die Haut und Schleimhäute besiedeln. *S. aureus* kommt fast überall in der Natur, auch auf der Haut und in den oberen Atemwegen von 25 bis 30 % aller Menschen vor. Meist löst es keine Krankheitssymptome aus. Man spricht in diesem Falle von einer klinisch asymptomatischen Besiedlung oder Kolonisation der Person mit dem pathogenen Bakterium („*Kolonisationskeim*") [29].

Die Besonderheit von MRSA-Bakterien ist jedoch, dass sie oft gegen mehrere Antibiotikagruppen resistent sind. MRSA stellen weltweit vor allem in Kliniken und Alterheimen eine Gefahr dar. Besonders betroffen sind die chirurgischen Intensivstationen, Abteilungen für Brandverletzungen und Neugeborenenstationen.

Der Anteil von MRSA an Staphylococcus aureus aus Infektionen in Krankenhäusern stieg in Deutschland im Zeitraum von 1998 bis 2004 von ~ 1,5 % auf 20 – 21 % kontinuierlich an [30].

In den USA starben im Jahr 2005 etwa 19.000 Menschen allein an Infektionen mit MRSA [31].

Für Deutschland gehen die Schätzungen der Todesfälle durch im Krankenhaus erworbene Infektionen weit auseinander, von jährlich etwa 1.500 Todesopfern bis zu etwa 40.000. Auch die Deutsche Gesellschaft für Krankenhaushygiene schätzte 2009 etwa 40.000 Todesfälle jährlich durch in deutschen Krankenhäusern zugezogene Infektionen [32].

Soweit die Standardweisheiten aus Wikipedia. Und jeder Medizinstudent lernt diese Binsenweisheiten in den ersten klinischen Semestern.

Fassen wir zusammen: Es geht um geschätzte 40.000 Tote in Deutschland allein im Jahr 2009.

Da müssten jedem Leser eigentlich die Nackenhaare zu Berge stehen.

Nicht aber unserem Gesetzgeber mit seinem System der Gesetzlichen Kran-

---

[29] https://de.wikipedia.org/wiki/Staphylococcus_aureus

[30] http://www.bmg.bund.de/praevention/gesundheitsgefahren/infektionskrankheiten/mrsa.html/

[31] https://de.wikipedia.org/wiki/Staphylococcus_aureus

[32] https://de.wikipedia.org/wiki/Staphylococcus_aureus

kenversicherung (GKV) und unserer Kassenärztlichen Vereinigung, jedenfalls nicht bis zum 31. März 2012.

Bis zu diesem Zeitpunkt ließ der Staat und seine GKV insbesondere die Altersheime mit dem Problem alleine, um mit diesem MRSA-Keim fertig zu werden; denn jeder MRSA-Träger muss isoliert werden, was mit einem großen Arbeitsaufwand verbunden ist. Zudem mussten die Heime die Kosten für die MRSA-Sanierung ihrer Bewohner selber bezahlen; denn die KVen und die Krankenkassen sahen die MRSA-Besiedlung des Körpers ihrer Versicherten primär als ein *„hygienisches"* Problem an; und für ein *„Wasser und Seife"*-Problem fühlten sie sich nicht zuständig. Zudem war ihr Versicherter ja nicht *„krank"*, er war ja nur ein möglicher Überträger eines MRSA-Keimes auf andere Patienten, die dann krank werden könnten – aber das war wiederum das Problem der anderen Krakenkassen.

Naja – oder so ähnlich …

Und unsere KV unterstützte die Krankenkassen dabei auf gesetzlicher Grundlage, so dass manche/r Doktor/in zu einem der beliebten Kollegen-Gespräche im KV-Gebäude nach Düsseldorf eingeladen wurde (1 Stunde Hinfahrt, 2 Stunden Warten, 3 Minuten Anhörung, 1 Stunde Rückfahrt) und die MRSA-Sanierung dann im Rahmen des nachfolgenden Regresses aus eigener Tasche bezahlen durfte.

Da kam in der Ärzteschaft immer wieder so richtig Freude auf …

Dann kam die Gesetzesänderung zum 01. April 2012. Eine 180-Grad-Wendung! War es bislang nur ein *„hygienisches"* Problem in den Alterheimen, das jeder Arzt behandeln und der Patient (oder das Heim!) selbst bezahlen durfte, muss der Doktor nun eine besondere Prüfung ablegen, bevor er den MRSA-Überträger sanieren will. Zumindest, wenn er dies auf Kosten der gesetzlichen Krankenkassen machen will.

Auch gibt die KV Anreize, nun MRSA-Überträger zu sanieren: die Leistungen darf der Arzt extrabudgetär abgerechnet, die Kosten sind also nicht in seinem RLV enthalten.

In Kurzform: Bis zum 31. März 2012 wurden wir Ärzte bestraft – nun werden wir ab dem 01. April 2012 für dieselbe Tätigkeit sogar belohnt!

Verstehen Sie das?

Dafür wurden extra neue EBM-Positionen (EBM: Einheitlicher Bewertungsmassstab) und entsprechende EBM-Nummern geschaffen. [33]

Und da waren sie wieder – in der rechten Spalte der Tabelle: die bekannten *„Micky-Maus-Punkte"* der Kassenärztlichen Vereinigung.

Daneben achte man auf die Feinheiten zwischen den Begriffen *„Sanierungsfall"* und *„Behandlungsfall"*.

- Der *„Behandlungsfall"* ist definiert in § 21 Abs. 1 BMV-Ä bzw. § 25 Abs. 1 EKV als Behandlung desselben Versicherten durch dieselbe Arztpraxis in einem Kalendervierteljahr zu Lasten derselben Krankenkasse.
- Der *„Sanierungsfall"* ist hingegen nicht definiert. Gemeint ist mit größter Wahrscheinlichkeit jeder Versuch/Therapie einer Sanierung bei ein und demselben Patienten. Aber das weiß man nicht so genau.

Und nun einmal ganz schnell zusammenrechnen, was der Onkel Doktor bzw. Tante Doktorin für die Sanierung zu Lasten der Krankenversicherung außerhalb des normalen RLVs erhält.

Und wenn sie, lieber Leser, die Punkte addieren, so kommen Sie auf 1100 *„Micky-Maus-Punkte"*, die – sofern sie nicht abgestaffelt werden – dem Arzt einen Gegenwert von ca. € 38.50 abzgl. KV-Beitrag einbringen. Der Arzt kann diesen Betrag noch erhöhen, nimmt er an einer *„Netzwerkkonferenz"* teil (EBM-Nr. 86778). Fährt er dorthin so erhält er sage und schreibe 130 Punkte pro Patient – bzw. € 4,55 pro Behandlungsfall.

Unglaublich!

In jede Richtung!

Bevor sich der Arzt aber nun dieses (wenig) lukrative Zusatzeinkommen von € 38.50 abzüglich KV-Beitrag sichern darf, hat die Kassenärztliche Vereinigung noch eine Hürde eingebaut in Form einer zusätzlichen Weiterbildung, einer Prüfung, eines Antrages auf Genehmigung zur Abrechnung dieser EBM-Ziffern (unter schriftlicher Vorlage des Prüfungszeugnisses) und schließlich die Genehmigung selber.

Ich glaube, man kann dies ganze Procedere straffrei auch als Arbeitsbeschaffungsmaßnahme der Kassenärztlichen Vereinigung bezeichnen, was ich

[33] http://www.kvno.de/downloads/mrsa-infos/ebm-mrsa.pdf

hiermit tue.

Und die Krankenkassen haben mitgewirkt an dieser zum 01. April 2012 in Kraft getretenen Vereinbarung.

Nun passiert aber das Unglaubliche: Zwar betreue ich regelmäßig viele Patienten in Altersheimen – aber ich habe auf Grund der hohen zeitlichen Belastung keinen Termin gefunden, an der von der KV organisierten Schulung in Köln oder Düsseldorf teilnehmen zu können.

Mit anderen Worten: ich muss auf das *„großzügige"* Zusatzeinkommen meiner KV verzichten – im Gegenzug darf ich diese Patienten nicht auf Kosten der Gesetzlichen Krankenversicherung behandeln.

Dieser Deal ist durchaus lukrativ – für alle Seiten, aber anders als von den Vertragspartnern KV und Krankenkassen gedacht.

Gestern war ich in einem Altersheim, das ich für den urlaubenden Kollegen (ich wünsche ihm viel Sonne und freue mich schon auf seine baldige Rückkehr!) während seiner Abwesenheit mitbetreue. Die Pflege ist dort gut – die Bewohner nett – dumm nur, dass dieses Heim über 12 km von Kleve entfernt in einer idyllischen Landschaft liegt, wo sich Fuchs und Hase *„Gute Nacht"* sagen.

In diesem Heim nun wohnt eine liebe demente Patientin, die am Montag nach längerem Krankenhausaufenthalt zurückkam – mit einem an Mittwoch nachgefaxten Schreiben des Krankenhauses: *„MRSA positiv!"*

Die Resistenztabelle ist die reinste Horrorstory – und spricht nicht unbedingt für einen hohen hygienischen Standard des Krankenhauses. Anders sind diese Resistenzen nicht zu erklären.

Was tun?

Fassen wir die Lage zusammen:

- Ich kann zwar behandeln – darf aber nicht abrechnen mit der KV. Das Heim *„is not amused"* – die Angehörigen der dementen Patientin auch nicht.
- Ich kenne keinen Arzt, der diese Weiterbildung gemacht hat.
- Würde ich einen Arzt kennen – würde der überlastete Kollege sicherlich nicht in Begeisterungsstürme ausbrechen, sobald ich ihm erzähle, wo das Heim liegt und er Hausbesuche fahren darf.

Zum Glück ist die Patientin bei der AOK versichert. Was liegt da näher als den versprochenen Service dieser Krankenkasse zu nutzen [34]:

> **Schneller einen Arzttermin**
>
> **AOK-Versicherte nach vorne, bitte!**
>
> Stellen Sie sich vor, Sie werden von Ihrem Hausarzt an einen Facharzt überwiesen. Zum Beispiel, weil es um die Klärung einer wichtigen Diagnose geht. Wäre es da nicht erleichternd zu wissen, dass Sie in jedem Fall einen zeitnahen Termin bekommen? Es gibt Momente, in denen ein schneller Arzttermin wichtig ist. AOK-Versicherte genießen in so einer Situation einen Vorteil: Bei zeitlichen Engpässen können Sie gerne auf uns zukommen. Wir kümmern uns darum, Ihnen einen früheren Arzttermin zu organisieren.

11:30 Uhr: Also Anruf bei der AOK gestern: Problem erklärt, dass ich einen Arzt suche, der die MRSA-Behandlung der Versicherten übernimmt. Die Mitarbeiterin verspricht, sich darum zu kümmern und will kurzfristig zurückrufen.

Wer nicht zurückrief, war die AOK-Mitarbeiterin.

15.55 Uhr (5 Minuten vor Büroschluss der AOK !): die Mitarbeiterin hat immer noch nicht zurückgerufen, also ein weiterer Anruf meinerseits. Eine nette Mitarbeiterin teilte mir dann mit, es sei ja schon sehr spät, aber sie werde sich morgen darum kümmern.

Nun ja, damit blieb der Patient für den heutigen Tag unbehandelt. Irgendwie hatte ich das wohl missverstanden mit der Gefährlichkeit des Erregers.

Der nächste Tag kam – und ich glaubte heute meinen Ohren nicht zu trauen, als mir meine nette Arzthelferin um 08.35 Uhr mitteilte, die AOK sei am Telefon. Es war die freundliche Mitarbeiterin von gestern Abend, die Wort

---

[34] https://www.aok.de/rheinland-hamburg/leistungen-service/schneller-einen-arzttermin-165856.php

gehalten hatte.

Sie hatte bereits im Heim angerufen, dort sei alles bestens organisiert (logisch – hatte ich ja auch für gesorgt: Isolation, Kittelpflege, Mundschutz, Handschuhe, Händedesinfektion), ich bräuchte ja nur noch die entsprechende Medikation aufzuschreiben, dann sei doch eigentlich alles erledigt.

„Korrekt! Für eine leitliniengerechte Unterbringung und Abschirmung im Heim habe ich natürlich gesorgt. Nur darf ich die Sanierung der Patientin nicht auf Kosten der AOK durchführen bzw. die notwendige Medikation auf einem Kassenrezept verordnen. Denn ich besitze die notwendige Weiterbildung nicht!“

Diese Antwort überraschte nun wiederum meine Gesprächspartnerin. Irgendwie war ihr die Problematik dieser neuen Weiterbildung nicht bewusst. Sie war einfach nur sprachlos. Ich versuchte den Gesprächsfaden wieder aufzunehmen:

„Sorry – ich habe die Gesetzesänderung zum 01. April nicht zu verantworten“

„Ich auch nicht!“ antwortete sie tapfer.

„Ja, aber ihr Arbeitgeber, die AOK, hat diese Vereinbarung mit der Kassenärztlichen Vereinigung ausgehandelt und unterschrieben ...“

Sie versprach zurückzurufen.

Sie hielt Wort!

Eine halbe Stunde später rief sie wieder an. Sie habe bei der KV angerufen und es gäbe in Kleve drei Ärzte. Sie teilte mir die Adressen mit – dorthin solle ich die Patienten überweisen.

Nichts einfacher als das. Kollegial wie ich bin, rufe ich natürlich die Kollegen vorher an; die Antworten überraschten mich dann doch, spätestens als ich sagte, wo die Patientin untergebracht ist:

„Nein, wir behandeln nur unsere eigenen MRSA-Patienten.“

„Nein, wir stehen kurz vor unserem Urlaub und können keine neuen Patienten aufnehmen.“

„Nein, für Fremdpatienten sind wir nicht zuständig.“

Okay, vielleicht hat es mich doch nicht so überrascht.

Die AOK hat ihrem Versicherten also nicht helfen können – vielleicht könnte ja meine Kassenärztliche Vereinigung direkt helfen.

Gesagt – getan.

„Hallo – hier Dr. Klever. Bitte verbinden sich mich mit der Abteilung der Kassenärztlichen Vereinigung, die für MRSA zuständig ist."

„Kleinen Augenblick bitte!"

Super – bei der KV haben die jetzt sogar eine eigene Abteilung für MRSA – was auf eine gewisse Sensibilität bzgl. der MRSA-Problematik bei dieser Organisation hinweist.

Auch eine Art, sich unentbehrlich zu machen. Oder eine Methode, um Geld zu drucken auf Kosten der Ärzte und der ihnen anvertrauten Versicherten.

Meinem Gesprächspartner war das Problem meiner AOK-Patientin konkret bekannt – was auf eine enge Verzahnung zwischen AOK und Kassenärztliche Vereinigung hindeutet. Nur wir Ärzte scheinen noch zu stören – und unsere Patienten. Ansonsten lief das Zahnradgetriebe rund zwischen AOK und KV rund.

„Schicken Sie ihren Patienten zu einem Arzt, der die MRSA-Weiterbildung hat."

„Würde ich ja gerne machen – aber ich finde keinen Arzt mit einer derartigen Weiterbildung in Kleve, der diese Weiterbehandlung übernimmt."

„Das muss er aber ..."

„... die Kolleginnen und Kollegen tun es trotzdem nicht."

„Dann muss der Patient eben dorthin fahren, wo es einen Arzt mit dieser Weiterbildung gibt. Es gibt da z.B. einen Arzt in Rees ..."

„Kein Problem – der Patient ist dement, bettlägerig, hat Pflegestufe III – darf ich einen Transportschein für den Krankentransportschein ausstellen? Wohin soll ich konkret ihn schicken?"

Das mit dem Ausstellen eines Transportscheines ist kritisch und im höchsten Maße für einen Arzt sanktions- bzw. regressgefährdend.

Es gibt daher konkrete Vorgaben der Kassenärztlichen Vereinigung – eine MRSA-Sanierung würde mit Sicherheit nicht darunter fallen; es sei denn, die Krankenkasse oder die KV würde eine solchen Krankentransport vorab schriftlich (!) genehmigen. In meiner gesamten Laufbahn als niedergelassener Landarzt hatte ich nur zweimal eine derartige Genehmigung von einer Krankenkasse erhalten – von meiner KV nie.

Im Übrigen hörte ich jetzt schon aus der Ferne die Flucherei der Fahrer des Krankenwagens; denn der Krankenwagen würde für weitere Transporte mit Sicherheit gesperrt werden und erst nach einer Reinigung und ausreichenden Desinfektion am nächsten Tag wieder einsatzfähig sein.

Das entspräche zumindest der Logik der MRSA-Problematik.

Mein Gesprächspartner merkte, dass wir gerade über ca. tausend Euro sprachen – und ich ihm diese Entscheidung aufnötigte. Eine solche Entscheidung trifft ein Mitarbeiter einer öffentlich rechtlichen Körperschaft sehr ungern.

Er versuchte abzulenken.

„Da gibt es weitere Ärzte ... – haben sie etwas zu schreiben?“

Der KV-Mitarbeiter gab mir eine Adresse, die ich aufschrieb. Dann eine zweite, dann eine dritte, dann …

… dann hörte ich auf zu schreiben.

„Am besten ist, sie schicken mir eine Liste.“

„Das darf ich nicht, ich kann ihnen nur die Namen diktieren ...“

„Sie glauben doch nicht, dass ich die Namen alle aufschreibe ...“

„Ich darf ihnen keine Liste schicken ...“

„Und ich habe einen Krampf in der rechten Hand ...“

Mein Gesprächspartner merkte, dass wir an dieser Stelle nicht weiterkommen würden.

„Im Grunde genommen ist ihr Verhalten unärztlich. Nur weil sie bisher die MRSA-Weiterbildung nicht gemacht haben, kommt es zu diesen Problemen!“

Ich bin ja selten muttersprachlos – aber mir so etwas von meinen Interessenvertretern (die KV vertritt gemäß § 75 SGB V Absatz 2 und manchmal auch nach eigenem Verständnis – sofern sie nicht mit sich selbst beschäftigt ist – meine ärztlichen Interessen gegenüber den Krankenkassen; zumindest ist sie einmal aus diesem Anlass gegründet worden) sagen zu lassen, das verschlug selbst mir die Stimme.

„Wir sind über 60 niedergelassene Ärzte in Kleve – davon haben drei die MRSA-Weiterbildung. Meinen sie allen Ernstes, dass diese 57 Ärzte ohne MRSA-Weiterbildung schlechte Ärzte seien?! Werfen sie – als unser Interessenvertreter gegenüber den Krankenkassen – uns 57 Ärzten allen Ernstes vor, unärztlich zu handeln? Darf ich das so an diese Kolleginnen und Kollegen in Kleve weitergeben?"

Schweigen bei meiner Interessenvertreterin. Ich deutete es als: *„Nein!"*

„Also – was mache ich nun?"

„Sie müssen für ihren Patienten einen Arzt suchen, der den Patienten behandelt."

„Das ist nicht meine Aufgabe!"

„Dann haben sie ihren ärztlichen Beruf verfehlt. Sie sollten ihre Einstellung überdenken. Sie sind für ihren Patienten verantwortlich ..."

Hallo – der Mitarbeiter zieht mir noch die Socken aus.

„Ich darf sie daran erinnern, dass es nach § 75 SGB V Absatz 1 ureigenste Aufgabe der Kassenärztlichen Vereinigung ist, die ärztliche Versorgung sicherzustellen. Was sie hier machen ist eine Abwälzung von Verantwortung."

„..."

„Wissen sie, ich schicke die Angehörigen des Patienten nun zur AOK. Die AOK hat sich auf ihre Fahnen geschrieben, für jeden Patienten die zuständigen Fachärzte zu finden. Auch hat die AOK ausgebildete Schreibkräfte; dann brauche ich nicht bei ihnen ein Telefondiktat zu schreiben."

„Das können sie natürlich auch machen."

Bingo – geht doch. Nach Auffassung des KV-Mitarbeiters also ein ethisch-ärztliches Handeln.

„Was muss ich dem Patienten mitgeben, wenn ich ihn zur AOK schicke?"

„... ???"

„Einen Überweisungsschein?"

„Ja, eine Überweisung."

„Welche Facharztrichtung soll ich eintragen?

„... ???"

„Ich bin nach KV-Recht verpflichtet, diese einzutragen.“

„... ?!?“

„Kann ich die Angabe offen lassen?“

„Nein!“

„Und wenn der Kollege wie ich Allgemeinmediziner ist? Soll ich dann Allgemeinmediziner schreiben?“

„Ja!“

„Ein Allgemeinmediziner darf aber nach KV-Recht nicht an einen anderen Allgemeinmediziner überweisen.“

„... ???“

Vielleicht aber gibt es einen Kompromiss. Als KV-Arzt mit einem Bein im Gefängnis stehend, mit dem anderen in der Regress-Falle ist man Kummer gewohnt.

„Ich habe nun über 100 MRSA-Patienten entsprechend den jeweils gültigen Leitlinien in der Zeit seit meiner Niederlassung bis zum 31. März 2012 erfolgreich saniert. Ich habe also eine große Erfahrung. Und wenn ich dem Patienten ein grünes Rezept gebe?“

„Sie dürfen MRSA nicht behandeln – sie haben keine MRSA-Weiterbildung.“

„Ich darf also MRSA-Patienten nicht behandeln?“

„Sie dürfen MRSA-Patienten nicht behandeln!“

„Dann schicke ich die Angehörigen jetzt zur AOK! Die AOK wiederum ruft sie an. Sie schicken der AOK eine Liste mit Namen der Ärzte mit MRSA-Weiterbildung. Ich gehe nicht davon aus, dass sie den AOK-Mitarbeiter die Liste telefonisch diktieren werden und die Mitarbeiter dort die Liste abschreiben müssen wie ich es nach ihrer Auffassung machen sollte. Die AOK gibt die Liste an die Angehörigen – die suchen dann einen MRSA-Arzt – bzw. der AOK-Mitarbeiter macht es selbst. So richtig logisch ist das nicht – und für die Krankenkassen preiswert auch nicht.“

„... !?!“

„Wir haben jetzt Freitag, es ist 10.55 Uhr. Die meisten Praxen schließen um 12.00 Uhr. Hoffen wir gemeinsam, dass die AOK einen Arzt finden wird.

Ich danke ihnen für dieses Gespräch. Ich gehe davon aus, dass ich ihren Namen an die Angehörigen und das Heim weitergeben darf? Würden sie ihn bitte noch einmal buchstabieren ...“

Das tat er dann auch.

Er wirkte nicht einmal unsicher dabei.

Vermutlich würde er auch um 12.00 Uhr die Arbeitswoche beschließen.

Sollte die AOK doch zusehen, wie dies Problem zu lösen sein würde.

Ein Schelm, wer Arges dabei denkt!

Ach ja – natürlich hatte ich das Problem schon vorab gelöst.

Ich wusste, welcher Arzt ab 12.00 Uhr Notdienst haben würde.

Und dieser Arzt hat die MRSA-Weiterbildung ...

Okay – dieses Mal war ich vielleicht der Schelm ...

Nachtrag 1:

Man ist bei deutschen Gesetzen und Verordnungen vor Überraschungen nie sicher. Irgendwo gibt es immer eine versteckte Klausel. So auch hier – als Protokollnotiz getarnt [35]:

„Protokollnotiz:

Zusammen mit dem Bericht gemäß §4 des Anhangs zu diesem Beschluss erfolgt zusätzlich eine Auswertung zu der Anzahl der abgerechneten Gebührenordnungspositionen 86778 je Arzt und Quartal in Bezug zu den von

---

[35] http://daris.kbv.de/daris/doccontent.dll?LibraryName=EXTDARIS^DMSSLAVE&SystemType=2&LogonId=b08675b508b10d0b34ad5174b5b58b89&DocId=003765428&Page=1

diesem Arzt abgerechneten Gebührenordnungspositionen 86772.

Sofern sich aus diesen Auswertungen Hinweise auf eine übermäßige Leistungsausweitung ergeben, wird der Bewertungsausschuss entsprechende mengenbegrenzende Maßnahmen beschließen. Eine übermäßige Leistungsausweitung liegt z.B. vor, wenn mehr als 10% der Ärzte mehr als 20 Patienten je Quartal in Fallkonferenzen einbringen.“

Was will uns der Autor dieser Protokollnotiz damit sagen?

1. Wenn sich Ärzte auf die Behandlung der MRSA-Sanierung spezialisieren, so unterliegen sie einer Mengenbegrenzung, die hier als *„übermäßige Leistungsausweitung“* definiert wird.
2. Man muss bei diesen Auswertungen auch keine *„übermäßige Leistungsausweitung“* nachweisen (ein Nachweis erfolgt definitionsgemäß entweder juristisch oder wissenschaftlich) – hier reichen schon Hinweise (!) aus.
3. In einem alten Humphrey-Bogart-Filmen – ich denke hier an den Film *„Casablanca“* – heißt es zum Schluss: *„Verhaften sie die üblichen Verdächtigen“*. Das sind in diesem Falle wir Ärzte. Irgendwelche *„Hinweise“* gibt es immer.
4. Es sollen dann *„mengenbegrenzende Maßnahmen“* beschlossen werden. Eine regelmäßige Form der Mengenbegrenzung ist die Rationierung.
5. Was passiert mit den MRSA-Patienten, die außerhalb der Mengenbegrenzung liegen? Sollen die dann nicht mehr behandelt werden?
6. An dieser Stelle höre ich auf darüber nachzudenken, was mir diese Sprachschwurbel sagen will.

Nachtrag 2:

Es gibt wieder Neuigkeiten. Und wenn Sie nach Lesen meiner obigen Erfahrungen glauben, die MRSA-Behandlung sei kompliziert, dann sollten Sie, lieber Leser, bitte nicht weiterlesen.

Denn es geht noch etwas komplizierter [36].

Der Gemeinsame Bundesausschuss (GBA) setzt eine Task-Force ein, um den Kampf gegen multiresistente Keime zu beschleunigen. Konkret geht es darum, die Unterschiede zwischen der Grund- und der Behandlungspflege zu definieren. Das ist auf den ersten Blick nicht verständlich, aber es geht um viel Geld:

Wer zahlt was!?

Es geht simpel um die Frage: welche Kosten übernimmt die Pflegeversicherung und ab wann muss die Krankenversicherung zahlen.

Man kann es auch so ausdrücken: die Krankenkassen wollen für die Behandlung ihrer Versicherten Geld aus den Pflegekassen abzweigen.

Die übliche Behandlung von MRSA-positiven Personen (auch MRSA-Träger genannt) erfolgt mit desinfizierender Salbe, Shampoo, Nasensalbe, Rachenspüllösung und/oder Hautsalbe behandelt. Die Nasensalbe übernimmt die Krankenkasse (wenn der Onkel Doktor die entsprechende Weiterbildung hat und es verordnet, siehe oben), Shampoo, Rachenspüllösung etc. darf der Patient selber bezahlen. Letzteres übernimmt ggf. auch die Pflegekasse – oder auch nicht.

So ganz logisch ist das nicht, da die Maßnahmen parallel durchgeführt werden müssen.

Jeder holländische Arzt (die Niederlande sind das Land mit der konsequentesten und erfolgreichsten MRSA-Sanierung in Europa!), der dies liest, lacht über uns: *„diese Moffen ...“* – und das ist schon sehr abfällig gemeint.

Aber jetzt soll ja alles anders und besser werden.

So sei – laut Ärztezeitung – daran gedacht, OTC-Präparate wie Nasensprays und Rachendesinfektionsmittel in Ausnahmefällen wieder verordnungsfähig zu machen – also zu Lasten der Gesetzlichen Krankenversicherung.

Ob wir durch derartiges Nachdenken über Ausnahmefälle unser Ansehen bei den niederländischen Nachbarn werden wieder herstellen können?

---

[36] Ärztezeitung vom 20.07.12:
http://www.aerztezeitung.de/politik_gesellschaft/berufspolitik/?sid=818376

Nachtrag 3:

Überraschung!

Es gibt wieder etwas Neues – oder auch nicht.

Je nachdem, wie man es sieht.

Vielleicht ist es auch nur typisch deutsch.

Es geht natürlich um MRSA. Und wer glaubt, es gehe um die Spezifizierung der konkreten Therapie – der hat sich getäuscht.

Es geht um so banale Dinge wie die Teilnahme an einer MRSA-Fallkonferenz mit einem Abrechnungswert mit 130 *„Micky-Maus-Punkten"*, oder – bei einem Punktwert von 3,5048 Cent – um sage und schreibe genau € 4,55624 (siehe hierzu KVNO aktuell 8/2012, S. 14 [37]):

„GOP-Nr. 86778"

„Die GOP-Nr. 86778 wurde durch die folgende Fußnote ergänzt: Die GOP-Nr. 86778 ist nur in Behandlungsfällen in Zusammenhang mit der Durchführung der Leistung der GOP-Nr. 86772 berechnungsfähig, in denen der abrechnende Arzt eine Eradikationstherapie durchführt und darf nur einmal je Sanierungsfall berechnet werden. Ärzte, die aus dem Abschnitt 87.8 nur Leistungen gemäß den Gebührenordnungspositionen 86782 und 86784 berechnen, können bei Erfüllung der Voraussetzungen nach § 3 Nr. 3 des Anhangs zur Vergütungsvereinbarung für die Teilnahme an der Netzwerk- und/oder Fallkonferenz zusätzlich die GOP-Nr. 86778 je Behandlungsfall mit der Erbringung der GOP-Nr. 86782 und/oder 86784 berechnen. Dabei gilt ein Höchstwert von 2600 Punkten je Praxis und je Netzwerk- und/oder Fallkonferenz. Abweichend davon gilt für den Arzt, der nach § 3 Nr. 4 b) und c) des Anhangs der Vergütungsvereinbarung vorträgt, ein Höchstwert von 4285 Punkten je Netzwerk und/oder Fallkonferenz (siehe Beschluss des Bewertungsausschusses nach § 87 Abs. 1, Satz 1 SGB V, 275. Sitzung)."

---

[37] http://www.kvno.de/downloads/kvno_aktuell/kvno_aktuell_08_12.pdf

Na, alles klar?

Haben Sie diese Sprachschwurbel verstanden?

Nein?

Aber vielleicht verstehen Sie nun, warum wir im Vergleich zu unseren holländischen Nachbarn soweit bei der MRSA-Bekämpfung zurückliegen.

Ein Schelm, wer Arges dabei denkt!

Der selbstbestimmte Patient

Wir reden heute viel über das Recht auf Selbstbestimmung des Patienten. Insbesondere die Politiker werden nicht müde, darüber öffentlich zu reden, welche Rechte der Patient gegenüber dem Arzt und seiner Behandlung hat.

Allen Ernstes suggerieren die Politiker dem durch das Internet mit seinen zahlreichen Krankheits- und Gesundheitsforen bestens informierten Patienten, er sei strohdumm und im Gegenzug der Arzt eine Art Hellseher, Schamane und Meister allen Wissens in einer Person, den der Versicherte zu jeder Tages- und (fast) jeder Nachtzeit (nahezu) kostenlos aufsuchen kann.

Man bearbeitet den selbstbestimmten Patienten dahingehend, dass er in Patientenverfügungen festlegen soll, wie er sterben möchte (*„nicht an Schläuchen hängend"*), wo er sterben möchte (*„am liebsten zu Hause"*), welche Rechte er hat (*„Patientenrechtegesetz"* [38]).

So wichtig gerade derartige Diskussionen sind – so fehlgeleitet werden sie; denn grundsätzlich wird vergessen zu erwähnen, dass dies alles bezahlt werden muss – insbesondere die zusätzlichen Bürokraten mit ihren neuen Formularen, die das alles beaufsichtigen wollen.

Aber diese von der Politik propagierte Autonomie des Patienten endet genau an der Tür des Apothekers. Und dort lässt sich der Patient zu meinem Erstaunen seine Selbstbestimmung ohne Widerspruch nehmen. Denn die Krankenkasse bestimmt, welche Tabletten der Patient erhält.

Und das ist fatal – für alle Seiten.

Dabei würden viele Patienten gern bei Ihrem gewohnten Präparat bleiben. Sie würden dafür gern in der Apotheke ein paar Cent oder wenige Euro pro 100er-Packung zuzahlen.

Das aber ist gesetzlich verboten. Der Patient muss

1. entweder auf Kassenrezept das durch sein Krankenkasse bestimmte Präparat nehmen, oder

[38] http://www.bmg.bund.de/praevention/patientenrechte/patientenrechtegesetz.html

2. sein gewohntes Präparat auf grünem Rezept verordnen lassen (und muss es voll selbst bezahlen, denn die Krankenkasse darf ihm die Auslagen nicht ersetzen, auch nicht teilweise), oder

3. versuchen, dass der Arzt ihm sein gewohntes Präparat weiter auf Kassenrezept verordnet und den Apotheker ausdrücklich anweist, genau dieses verordnete Mittel abzugeben.

Lösung 1 ist die gängige: Der entmündigte, rechtlose Patient ergibt sich in sein Schicksal, gegen den Apparat aus Politik und Krankenkasse nichts ausrichten zu können. Viele Patienten spüren an dieser Stelle erstmals, wie sich die Ärzte in einem entmündigenden System seit Jahren fühlen. Den Patienten versüßt man oftmals seine Entrechtung mit dem Erlass der Eigenbeteiligung für die rabattierten Präparate.

Lösung 2 werden sich nur die wenigsten Kassenpatienten leisten können oder wollen.

Lösung 3 funktioniert nicht, weil wir Ärzte *„Budgets“* haben, bei deren Überschreitung wir an die Krankenkassen Strafzahlungen leisten müssen. Derartige Regresse können mehrere zehntausend Euro betragen und die Praxis und mit ihr den Arzt, der persönlich haftet, ruinieren.

Dabei hätte das System, dass der Patient das Präparat erhält, das er schon seit Jahren gewohnt ist, große Vorteile:

1. Die Gefahr, dass der Patient Tabletten verwechselt, wird deutlich geringer; oftmals weiß der ältere Patient nur, dass er morgens und abends je eine Tablette „R***“ (*„Herr Doktor, Sie wissen schon, die Schachtel mit dem orange-gelben Schriftzug“*), mittags eine „H***“ (*„Herr Doktor, Sie wissen schon, die mit dem blauen Schriftzug“*) und abends zusätzlich eine Kapsel von „A***“ (*„Herr Doktor, sie wissen schon, die mit der weißen Schachtel“*) einnimmt.

2. Auch wenn jedes Generikum heute *„bioäquivalent“* zum Originalpräparat sein muss, so sind Generika untereinander nicht zwingend *„bioäquivalent“*. Die alte mathematische Weisheit *„Sind zwei Größen einer dritten gleich – so sind sie auch untereinander gleich“* gilt in der Welt der Medikamente nicht. Sie gilt auch nicht in Ihrer Küche bei der Zubereitung des Mittagessens; denn jedes Essen schmeckt anders, abhängig davon, wer kocht – auch wenn identische Zutaten genommen werden. Der Geschmack ist abhängig von der Tagesform des Kochs, vom Metzger, vom Gemüselieferanten usw.

3. Ähnlich ist es in der Welt der Pharmazie – nur kann dies fatale Folgen für sie als Patient haben. Die Definition der *„Bioäquivalenz"* (Kurzform für *„biologische Äquivalenz"*) verlangt, dass ein Präparat gegenüber dem Originalpräparat um nicht mehr als 20% abweichen darf – in jede Richtung, also nach oben oder unter.

   Nehmen wir einmal an, der biologisch verfügbare Wirkstoff im Originalpräparat beträgt 100 mg, so hat das das Präparat der Firma *„A"* einen biologisch verfügbaren Wirkstoffgehalt von 80 mg, das der Firma *„B"* von 120 mg. Trotzdem betrachtet ihre Krankenkasse beide Präparate gegenüber dem Originalpräparat als „bioäquivalent" und damit als austauschbar.

   Nun zu Ihnen, lieber Patient: Bisher hatte Ihre Krankenkasse einen Vertrag mit der Firma *„A"* – Sie haben das Blutdruckmittel, das Ihnen Ihr Arzt verschreiben hatte, gut vertragen, Ihr Blutdruck war optimal eingestellt.

   Seit dem letzten Quartal hat Ihre Krankenkasse aber einen Rabattvertrag mit der Firma *„B"*, und mit einem Male fühlen Sie sich immer müde, Ihr Blutdruck ist im Keller, Ihre Leistungsfähigkeit dahin. Endlich suchen Sie ihren Arzt auf. Der weiß zunächst auch nicht weiter; denn ihm ist unbekannt, welches Präparat Ihr Apotheker nach Vorlage seines letzten Rezepts herausgegeben hat, da eine derartige Rückkopplung zwischen Apotheker und Arzt nicht vorgesehen ist.

   Zum Glück erwähnen Sie, dass Sie beim letzten Einlosen des Rezeptes in der Apotheke, dass die Farbe der Packung nicht mehr wie bisher rosa-rot war, sondern grün   und da wird es dem Arzt schon klarer, was hier passiert sein könnte.

   Der Arzt rechnet die Extremsituation durch: 120mg/80mg = 1,5 oder anders ausgedrückt. Sie erhalten 50% mehr Wirkstoff als zuvor. Das erklärt alle Ihre Beschwerden. Er wird Sie dann anweisen, weniger von dem neuen Präparat der Firma *„B"* zu nehmen.

4. Natürlich kann auch der gegenteilige Effekt auftreten, dass Ihr Arzneimittel nicht mehr wie gewohnt wirkt, der Blutdruck zu hoch ist; in diesem Fall haben Sie vielleicht vorher das Präparat der Firma *„B"* erhalten und nun das Präparat der Firma *„A"*. Ihr Arzt wird Sie anweisen, die Dosis des Präparates der Firma *„A"* zu erhöhen.

5. Besonders problematisch wird es, wenn Sie gleichzeitig mehrere unterschiedliche Blutdruckmittel verschiedener Hersteller nehmen und ihre Krankenkasse gleich alle Anbieter wechselt. An dieser Stelle ist auch ihr Arzt machtlos und der bisher bestens eingestellte Blutdruck ein schönes Märchen von gestern.

Dabei ist die Problematik längst bekannt – und bei besonders wirkungsstarken Präparaten zur Schmerzbekämpfung hat der Gesetzgeber reagiert: Hier braucht der Apotheker nicht mehr zeitaufwendig nachzuschlagen, welches rabattierte Präparat für Ihre Krankenkasse am billigsten ist, um es gegebenenfalls auszuwechseln.

Denn es gab (und gibt) häufig genug die fatale Situation für uns Ärzte, dass der Patient nach Wechsel seiner gewohnten Schmerzmedikation nicht mehr schmerzfrei war (zu wenig biologisch verfügbarer Wirkstoff gegenüber dem vorherigen Präparat) – oder – zwar schmerzfrei – nur so dahindämmerte (zu viel biologisch verfügbarer Wirkstoff gegenüber dem vorherigen Präparat).

Eine sinnvolle und für alle Seiten befriedigende Lösung wäre, dass die Patienten mündig selbst entscheiden, ob sie mit dem billigsten Präparat von der Krankenkasse zufrieden sind oder eine geringe Zuzahlung leisten möchten.

Aber dazu müssten auch die intransparenten Rabattverträge der Kassen offengelegt werden.

Und will das eine Krankenkasse wirklich?

Warum eigentlich nicht?

Denn schließlich sind die Krankenkassen Körperschaften öffentlichen Rechts, also eine Art von Behörden.

Und da gibt es doch seit ein paar Jahren das Informationsfreiheitsgesetz (IfG), nachzulesen auf der Homepage der Barmer: [39]

[39] https://www.barmer-gek.de/barmer/web/Portale/Versicherte/Rundum-gutversichert/Infothek/Glossar/Eintr_C3_A4ge/Informationsfreiheitsgesetz.html?w-cm=CenterColumn_tdocid

Informationsfreiheitsgesetz

Am 1. Januar 2006 ist das Gesetz zur Regelung des Zugangs zu Informationen des Bundes, das so genannte Informationsfreiheitsgesetz (IFG), in Kraft getreten. Damit hat jede Bürgerin und jeder Bürger ein Recht auf freien Zugang zu Informationen von öffentlichen Behörden und Institutionen auf Bundesebene. Dazu gehören neben den Bundesministerien auch wichtige Institutionen wie die Bundesagentur für Arbeit, die Deutsche Rentenversicherung und alle bundesweit tätigen Krankenkassen. Denn durch den Anspruch auf Informationszugang werden die Rechte der Mitglieder gestärkt und Entscheidungen transparenter gemacht.

Als mündiger Bürger haben Sie das Recht, dieses Gesetz zu nutzen!

Merkwürdig, dass bisher weder Patienten noch die selbsternannten Patientenvertreter dies Gesetz genutzt haben, um sich zu informieren.

Hallo, liebe Patientenrechtevertreter – wo seid Ihr?

Okay – es ist zeitaufwendig, es ist teuer – und es besteht die Gefahr, möglicherweise in einer höheren Instanz den Prozess zu verlieren – und höhere Instanzen sind wegen der grundsätzlichen Bedeutung eines solchen Prozesses anzunehmen.

Und Ihre Krankenkasse hat Zeit – und viel mehr Geld als Sie!

Und Ihre Krankenkasse wird alles Erdenkliche tun, um ein irgendwie geartetes Urteil zu vermeiden.

Aber es ist Ihre Krankenkasse!

Und Sie sind der Patient!

Dabei wäre eine derartige Offenheit doch eine tolle Werbung für jede Krankenkasse.

Ein Schelm, wer Arges dabei denkt!

Aut idem

Um das deutsche Gesundheitssystem zu verstehen genügt es manchmal, sich mit ganz einfachen Dingen des täglichen Lebens zu befassen wie zum Beispiel das *„aut idem"*-Kreuzchen auf dem Rezept.

„Aut idem" heißt wörtlich übersetzt: *„oder das Gleiche"*.

Mit dem Kreuz im *„aut idem"*- Kästchen links neben dem Medikament verpflichtet der Arzt den Apotheker genau das Präparat ausgeben, das auf dem Rezept steht. Ist kein Kreuz im *„aut idem"*–Kästchen vorhanden, muss zwar die identische Wirkstoffzusammensetzung gewährleistet sein, der Apotheker ist aber verpflichtet, dem Patienten ein Präparat der Firma auszugeben, mit dem die Krankenkasse des Patienten einen Rabattvertrag ausgehandelt hat. Falls kein solcher Vertrag existiert, muss er das günstigste Präparat herausgeben.

Alle wären zufrieden, würde der Doktor seinen Computer so einstellen, dass dieses Kreuzchen immer auf dem Rezept erscheint:

- Großmutter und Großvater würden Ihre Tabletten wiedererkennen,
- der Apotheker bräuchte nicht lange nach Ersatz zu suchen und sich anschließend beschimpfen zu lassen,
- mir als Hausarzt bliebe manche Diskussion erspart.

Aber so einfach ist das Leben im deutschen Gesundheitssystem nicht.

Um es ganz vereinfacht auszudrücken: Mache ich als Ihr Hausarzt dieses *„aut idem"*-Kreuzchen, belaste ich mein Budget zusätzlich – mache ich es nicht, belaste ich mein Budget nicht.

Und das Budget meiner Praxis liegt mir und meiner Familie sehr am Herzen – weil ich jede Überschreitung aus meiner eigenen Tasche bezahlen muss.

Und das kann teuer werden und hat schon so manchen Arzt und seine Familie ruiniert. Regressforderungen von € 400.000.- (in Worten: vierhunderttausend Euro) sind zwar eher selten – verdeutlichen aber die Problematik.[40]

---

[40] http://www.daserste.de/information/wirtschaft-boerse/plusminus/sendung/swr/2012/medikamente-arzthonorar-patient-budget-arzneimittel-rezepte-krankenkassen-100.html

Und um meine Familie im Falle eines Regresses nicht zu ruinieren, habe ich mit meiner Frau notariell *„Gütertrennung“* vereinbart. So verbleibt uns immerhin noch die Hälfte unseres Vermögens im Falle eines derartigen Regresses.

Bei den Sprechzimmer-Diskussionen um das *„aut-idem“*-Kreuzchen verweise ich meine Patienten immer an ihre Krankenkasse. Beide sind schließlich auch die Nutznießer dieser Rabattverträge.

Vielleicht sollten Sie als Patient demnächst anhand der Rabattverträge selbst entscheiden, ob Sie die Krankenkasse wechseln wollen. Ich gebe zu – wenn die Angaben der Süddeutschen Zeitung stimmen – dann sind viele lange Abende vorprogrammiert; denn *„Ende 2011 gab es nach Angaben des Apothekerverbandes 16.400 Verträge, die zwischen 153 Krankenkassen und 151 Pharmaherstellern geschlossen wurden“* [41].

Aber vielleicht wäre nachfolgender Slogan eine gute Marketing-Idee einer Krankenkasse, neue Kunden zu gewinnen: *„Bei uns braucht Ihr Arzt kein ‚aut-idem'-Kreuz zu machen; denn als Versicherter unserer Krankenkasse erhalten Sie als Patient immer nur Präparate der XY-Pharma.“*

Und ich als möglicher Erfinder dieser Marketing-Idee verspreche hiermit, keine Erfinderansprüche anzumelden für den Fall, dass tatsächlich eine Krankenkasse diesen Slogan bzw. diese Idee übernimmt.

Ach ja – sollten Sie sich als Leser dieser Abhandlung gewundert haben, dass im Falle der Markierung des Feldes *„aut idem – oder das Gleiche“* eine Herausgabe des Gleichen gerade nicht (!) geschehen darf, Ihr Arzt es dem Apotheker also ausdrücklich verboten (!) hat, das Gleiche herauszugeben, wenn er auf dem Rezept *„oder das Gleiche“* angekreuzt hat, dann haben Sie, lieber Leser, das deutsche Gesundheitssystem nicht verstanden.

Ein Schelm, wer Arges dabei denkt!

---

[41] http://www.sueddeutsche.de/geld/rabattvertraege-mit-der-pharmaindustrie-wenn-die-pille-ploetzlich-blau-statt-rot-ist-1.1350478

Software-Update erforderlich

Heute lag das Deutsche Ärzteblatt vom 06. August im Briefkasten, obwohl wir erst den 02. August haben. Ich lese das Blatt ganz gerne – nicht nur wegen der Stellenanzeigen im Ausland.

Auf Seite A1525 las ich dann die wenig überraschende Mitteilung: *„Software-Update erforderlich"*. Sie bedeutet letztendlich nicht mehr oder weniger: Wir niedergelassenen Ärzte müssen wieder in die Geldbörse greifen.

Der Artikel entpuppte sich dann jedoch als lahme Ente – und wiederholt nur den aktuellen Stand zum 01. Juli 2012: Ziel sei es, eine manipulationsfreie (!) Verordnung der Arzneimittel gewährleisten. Damit würden die Vorgaben des Arzneimittelversorgungs-Wirtschaftlichkeitsgesetzes aus dem Jahr 2006 erfüllt.

Wie bitte: 2006?

Wir schreiben das Jahr 2012 !!!

6 Jahre – nur für die Umsetzung eines Gesetzes?

6 Jahre Zeit für ein Update unserer Praxis-Software?

Also – Microsoft ist mit seinen Software-Updates schneller. 2006 arbeitete unsere Praxis noch mit Windows 2000 – heute wird auf unserem neuen Server gerade Windows 7 installiert. Dazwischen lagen Windows XP und Windows Vista – und unzählige Updates im monatlichen Abstand, um sogenannte *„Sicherheitslücken"* zu schießen. Windows 8 steht in den Startlöchern, ist aber noch nicht freigegeben für unsere Praxissoftware. Das freut unser Softwarehaus – spätestens dann, wenn die neueste Version unser Praxis-Software nur noch unter Windows 8 laufen wird.

Welche *„Sicherheitslücke"* galt es nun in unserer teuer einzukaufenden Praxissoftware zu schließen, für die sich unsere Softwarefirma staatlich garantierte 6 Jahre Zeit lassen konnte?

Was änderte sich also zum 01. Juli 2012?

Wir können es nachlesen im Deutschen Ärzteblatt [42]; ich fasse die für mich

[42] http://www.aerzteblatt.de/archiv/127097

wesentlichsten Änderungen zusammen – mit einem kurzen Kommentar in Klammern dahinter:

- *„Aut-idem-Einstellungen sind nur noch in bestimmten, medizinisch begründeten Fällen erlaubt"*

  (Also allen Ernstes – will uns die KBV diesen alten Hut nun als Neuerung verkaufen?).

  „Dann allerdings lässt sich ein Aut-idem-Kreuz auch in der Patientenhistorie speichern, so dass es bei einer Folgeverordnung automatisch auf dem Rezept erscheint"

  (Okay, das mit der Folgeverordnung ist neu – reißt mich aber nun wirklich nicht vom Hocker!).

- *„Die Arzneiverordnungssoftware muss zudem Informationen zu Rabattverträgen enthalten und zusätzlich angeben, ob ein substitutionsfähiges rabattiertes Arzneimittel existiert."*

  (Und woher weiß ich nun, ob dieses rabattierte Medikament tatsächlich das günstigste ist? Im Übrigen tauscht der Apotheker doch sowieso aus – egal was ich auf das Rezept schreibe).

  „Die Preise für die Medikamente sind dabei nicht sichtbar."

  (Besonders interessant ist, dass ich bei der Verschreibung zukünftig nicht einmal weiß, wie teuer das Medikament ist, das ich verschreibe. Immerhin bin ich doch für meine Medikamentenausgaben persönlich haftbar!)

- *„Softwarehäuser müssen grundsätzlich auch werbefreie Versionen ihrer Produkte anbieten. Nach Meinung von Experten könnten sich dadurch, ebenso wie durch die generelle Einschränkung der Werbemöglichkeiten, die Preise für Praxissoftware und Arzneimitteldatenbanken erhöhen, da Einnahmen aus der Werbung für die IT-Hersteller wegfallen"*

  (Naja – wie gesagt, es wird wieder einmal alles teurer für uns Ärzte und nicht besser für unsere Patienten; wer profitiert eigentlich davon?)

- *„Ebenso sind jetzt Mengenangaben auf dem Rezept möglich."*

(Okay – das ist eine sinnvolle Maßnahme. Warum soll ich dem Patienten 20 Tabletten aufschreiben, wenn er nur 7 benötigt? Aber es wird mich beim Apotheker nicht beliebt machen! Und wie soll es abgerechnet werden?)

- *„Bei aut idem darf zusätzlich die Pharmazentralnummer auf das Rezept gedruckt werden."*

  (Scherz beiseite – ist dieses *‚darf'* nun wirklich ein Riesenfortschritt?)

- Zudem ist laut KBV [43] *„das Aufdrucken einer Diagnose auf dem Rezept (...) aus Datenschutzgründen nicht erlaubt. (...) Bei Hilfsmitteln sieht die Hilfsmittel-Richtlinie explizit vor, dass eine Diagnose aufgedruckt werden soll. Bei Hilfsmitteln ist das Aufdrucken der Diagnose damit weiterhin erlaubt."*

  (Also ehrlich, liebe KBV, lieber Gesetzgeber – so richtig erschließt sich mir diese Logik mit den Datenschutzgründen nicht).

Lieber Gesetzgeber, liebe Kassenärztliche Bundesvereinigung: Für die Umsetzung dieser paar Aufgaben habt ihr wirklich 6 Jahre gebraucht?

Und das verkauft Ihr allen Ernstes als Fortschritt zur Vermeidung von Manipulationen?

Jetzt erst fühle ich mich wirklich manipuliert: von Euch!

Ein Schelm, wer Arges dabei denkt!

[43] http://www.kbv.de/41376.html

Franchising oder Monopol oder Scheinselbständig?

Das Verhältnis eines jedem Arzte zu seiner KV ist diffizil und nicht von Liebe geprägt. Einerseits braucht uns die KV (wer sollte sonst ihre Einnahmen generieren), andererseits hat der Gesetzgeber noch festgelegt, dass die KV unsere Gehälter bezahlt.

Ursprünglich wurden die Kassenärztlichen Vereinigungen zur Arbeitserleichterung der Ärzte gegründet – aber das ist lange her.

Wie aber kann man heute das Verhältnis des Arztes zu seiner KV beschreiben?

Nachfolgend ein Versuch:

Franchising

Beim Franchising stellt ein Franchisegeber einem Franchisenehmer die (regionale) Nutzung eines Geschäftskonzeptes gegen Entgelt zur Verfügung. [44]

Merkwürdigerweise ist scheinbar bisher noch niemand auf die Idee gekommen ist, die Kassenärztliche Vereinigung als Franchisegeber und den niedergelassenen Kassenarzt als Franchisenehmer zu betrachten.

Was ist nun Franchising?

Wir nehmen die Beschreibung für Franchising aus Wikipedia[45] und prüfen gleichzeitig, ob unsere Kassenärztliche Vereinigung die Voraussetzungen als Franchisegeber erfüllt.

„Der Franchisenehmer verkauft seine Erzeugnisse oder seine Dienstleistungen rechtlich selbstständig (trifft zu), *zahlt dafür Gebühren* (an die KV - trifft also zu) *für die Verwendung einheitlicher Ausstattung*(trifft zu: für einheitliche Rezepte, Logos, Stempel etc.), *für einen einheitlichen Namen* (trifft

---

[44] https://de.wikipedia.org/wiki/Franchising

[45] https://de.wikipedia.org/wiki/Franchising

zu: KV-Arzt, Kassenarzt, Mitglied der Kassenärztlichen Vereinigung etc.) *und Auftreten nach außen* (trifft zu: z.B. Größe des Schildes an der Praxistür, Vorgaben beim Internetauftritt etc.), *ein Symbol* (trifft zu: KV oder Kassenärztliche Vereinigung) *oder zur Nutzung einer Marke* (trifft zu: Marke Kassenarzt) *und für ein einheitliches Vertriebssystem* (trifft zu: man kann in diesem Falle sogar von einem Monopol sprechen) *sowie oftmals für gemeinsame Buchhaltung* (trifft zu: KV führt unsere Abrechnung durch – und zieht bei dieser Gelegenheit auch ihre Gebühren ab)."

„Der Franchisegeber bildet den Franchisenehmer aus (trifft zu: er verkauft ihm bei dieser Gelegenheit auch teuere Weiterbildungen), *er überprüft die Umsetzung des Konzeptes* (trifft zu: in einer Hand schwingt er immer den Regress-Knüppel) *und darf Anweisungen erteilen"* (trifft zu: als Körperschaft des öffentlichen Rechts darf die KV rechtsverbindliche Weisungen erteilen, die wir Ärzte of genug von einem Verwaltungsgericht überprüfen lassen müssen).

Der Deutsche Franchise-Verband e.V. [46] definiert Franchising folgendermaßen:

„Franchising ist ein auf Partnerschaft (zugegeben: Das trifft nicht zu! Mit Partnern geht man nicht so um wie die KV mit uns Ärzten) *basierendes Absatzsystem* (trifft zu) *mit dem Ziel der Verkaufsförderung* (das ist nun wirklich nicht das Ziel der Kassenärztlichen Vereinigung !!!). *Der sogenannte Franchisegeber übernimmt die Planung* (trifft zu), *Durchführung* (trifft zu) *und Kontrolle* (trifft zu) *eines erfolgreichen Betriebstyps* (trifft nicht zu). *Er erstellt ein unternehmerisches* (wenn die KV unternehmerisch denken würde, hätte sie sich längst abgeschafft) *Gesamtkonzept* (wer es glaubt …), *das von seinen Geschäftspartnern* (leider betrachtet uns die Kassenärztliche Vereinigung nicht als Partner – wir sie daher auch nicht), *den Franchisenehmern* (das sind wir Ärzte), *selbstständig* (in den von der KV gesetzten Grenzen) *an ihrem Standort* (also meinem Kassenarztsitz) *umgesetzt wird.*

Der Franchisenehmer ist rechtlich Unternehmer (trifft zu) *im eigenen Namen* (trifft zu) *und auf eigene Rechnung* (trifft zu*)."*

[46] https://de.wikipedia.org/wiki/Deutscher_Franchise-Verband

Monopol

Alternativ wäre aber auch der Begriff *„Monopol"* zu prüfen.

„Ein Monopol nennt man eine Marktsituation (Marktform), in der für ein ökonomisches Gut nur ein Anbieter vorhanden ist." [47]

Und diese Definition beschreibt konkret die Situation der deutschen Ärzte und ihr Verhältnis zu der für sie zuständigen Kassenärztlichen Vereinigung: Die Kassenärztliche Vereinigung hat ein marktbeherrschendes Monopol.

Wir Ärzte haben keine Alternative – und die Patienten auch nicht.

Wenn ich so darüber nachdenke, so ist die Kassenärztliche Vereinigung eigentlich ein Fall für das Bundeskartellamt.

Das Bundeskartellamt ist eine unabhängige Wettbewerbsbehörde, deren Aufgabe der Schutz des Wettbewerbs in Deutschland ist. Der Schutz des Wettbewerbs ist eine zentrale ordnungspolitische Aufgabe in einer marktwirtschaftlich verfassten Wirtschaftsordnung. Denn nur ein funktionierender Wettbewerb gewährleistet größtmögliche Wahlfreiheit und Produktvielfalt, damit Verbraucher ihre Bedürfnisse stets befriedigen und Unternehmen ihre Angebote stets optimieren können. [48]

Mal unter uns: Wer von den Politikern, die der KV so viel Macht gegeben haben, will das eigentlich?

Scheinselbständigkeit

Alternativ – man könnte die Tätigkeit des KV-Arztes auch als die eines *„Scheinselbständigen"* sehen. Tatsächliche erfüllen wir alle typischen Merkmale eines derartigen Selbständigen, der durch eine Gesetzesänderung einen Arbeitnehmerstatus erhielt.

---

47 https://de.wikipedia.org/wiki/Monopol

48 http://www.bundeskartellamt.de/wDeutsch/bundeskartellamt/BundeskartellamtW3DnavidW262.php

Früher wurde eine Scheinselbständigkeit nach § 7 Abs. 4 SGB IV vermutet, wenn mindestens drei der folgenden fünf Kriterien erfüllt waren [49]:

1. *im Wesentlichen und auf Dauer – rund fünf Sechstel des Umsatzes – wird für einen Auftraggeber gehandelt.*

   Also fünf Sechstel Kassenpatienten, mit denen ein Vertrag zwischen den Krankenkassen und der KV als meinem Arbeitgeber besteht; der Rest sind die Privatpatienten – in meiner Praxis ist das Verhältnis e-her elf Zwölftel Kassenpatienten zu einem Zwölftel Privatpatienten.

   => erfüllt!

2. *der Unternehmer beschäftigt keine sozialversicherungspflichtigen Mitarbeiter.*

   Okay – an dieser Stelle hakt der Nachweis. Um diesen Nachweis der Scheinselbständigkeit zu erfüllen, müsste ich meine Arzthelferinnen entlassen – tue ich aber nicht!

   => nicht erfüllt!

3. *der Selbständige lässt keine unternehmertypischen Merkmale erkennen* (Anmerkung: unternehmertypische Merkmale sind insbesondere, dass ein der Gewinn- und Verlustbeteiligung innewohnenden wirtschaftlichen Risiko vorhanden ist – vgl. BSG vom 30. März 2006 – B 10 KR 2/04 R – SozR 4-5420 § 2 Nr 1 RdNr 20).

   Das mit den unternehmerischen Merkmalen ist so eine Sache dank unserer KV [50]: „*Extreme Honorarverluste wird eine Konvergenzregelung abfangen. Sie begrenzt Honorarverluste auf zehn Prozent gemessen am zweiten Quartal 2008. Dabei ist Voraussetzung, dass sowohl der Gesamtumsatz des zweiten Quartals 2011 als auch der Fallwert (Gesamtumsatz geteilt durch Fallzahl) um mehr als zehn Prozent unter demjenigen des zweiten Quartals 2008 liegt. Betroffene Praxen müssen keinen Antrag auf Stützung stellen, die KV Nordrhein führt dies automatisch durch.*“

---

[49] https://de.wikipedia.org/wiki/Scheinselbst%C3%A4ndigkeit

[50] http://www.kvno.de/60neues/2011/11_03_rlv-bescheide/index.html

Mal unter uns: Was hat das noch mit unternehmerischem Risiko zu tun? Nichts !!!

=> erfüllt!

4. *der Auftraggeber lässt entsprechende Tätigkeiten regelmäßig durch seine Arbeitnehmer verrichten.*

   Es mag überraschen, aber die KV stellt gemäß § 105 SGB V selbst Ärzte an [51], mietet ihnen die Räume für die Praxis an, richtet ihnen eine Praxis ein, beschäftigt für sie die Arzthelferinnen, kauft ihnen ein Auto für die Hausbesuche, sorgt für die Lohnfortzahlung während Krankheiten und Schwangerschaft u.s.w.

   => erfüllt!

5. *die Tätigkeit entspricht ihrem äußeren Erscheinungsbild nach der Tätigkeit, die vorher für denselben Auftraggeber in einem Beschäftigungsverhältnis ausgeübt wurde.*

   Also, erst sind Herr oder Frau Doktor gemäß § 105 SGB V bei der KV in einer von der KV-organisierten Praxis angestellt (siehe Absatz 4), dann verkauft die KV diese Praxis an ihre Angestellten – was ausdrücklich erklärtes (Wunsch-)Ziel der KV ist und verbrämt als *„Möglichkeit"* umschrieben wird [52]. Damit bleiben sowohl die Tätigkeit als auch das äußere Erscheinungsbild gleich.

   => erfüllt!

Meiner Auffassung nach sind 4 der 5 Bedingungen des alten § 7 Abs. 4 SGB IV erfüllt. Damit wären wir Ärzte tatsächlich *„Scheinselbständige"*.

Das wäre interessant, diesmal insbesondere für uns Ärzte. Ich denke da an die 40-Stunden-Woche, den pünktlichen Feierabend im Kreise meiner Familie, Übernahme der Haftpflichtversicherung durch den Arbeitgeber (= KV), Nachzahlung von Sozialbeiträgen durch den Arbeitgeber (= KV), Abschieben der Verwaltungstätigkeit auf den Arbeitgeber (= KV), Abschieben des Beschwerdemanagements (*„Die Krankenkasse hat mir aber gesagt, das steht mir zu ...*") auf die KV, keine Probleme mehr während des Mutterschaftsurlaubes der ärztlichen Kollegin, keine Personalverantwortung mehr, eine eigene unabhängige Interessenvertretung durch eine Ärztegewerkschaft usw. usw.

---

[51] http://www.stiftung-ambulante-versorgung.de/eigeneinrichtung/

[52] http://www.stiftung-ambulante-versorgung.de/dokumente/Ausschreibung_Eigeneinrichtung.pdf

Aufwachen, Herr Dr. Klever – aufwachen. Es war alles nur ein Traum. Sie haben von einer Situation geträumt, in der dieses eine Mal die niedergelassenen Ärzte gewinnen würden.

Aber wer will das schon …

Realität

Also bin ich weiterhin ein bei einem monopolistischen Franchise-Unternehmen tätiger scheinselbständiger Doktor und Sie, lieber Leser, sind ein bei einem monopolistischen Franchise-Unternehmen tätigen scheinselbständigen Doktor behandelter Patient.

Ein Schelm, wer Arges dabei denkt!

MRSA Teil 2

Die Angelegenheit mit diesem Bakterium MRSA lässt mir keine Ruhe. Der Herr von meiner KV hat mich doch arg irritiert. Also schreibe ich einen Brief an die für mich zuständige Ärztekammer:

Ärztekammer Nordrhein

Tersteegenstraße 9

40474 Düsseldorf

MRSA-Sanierung

Sehr geehrte Damen und Herren, 06. Aug. 2012

im Rahmen der Einführung der MRSA-Richtlinie zum 01. April 2012 durch die KV können ärztliche Leistungen im Rahmen der MRSA-Sanierung unter bestimmten Bedingungen abgerechnet werden.

Dadurch ergeben sich nun einige Problematiken, bei deren Lösung ich Sie im Rahmen des Sicherstellungsauftrages um Ihre Hilfe bitte, da unsere Praxis diese Weiterbildung wie fast alle anderen Praxen in Kleve – von zwei Ausnahmen abgesehen – nicht besitzt:

- Nach telefonischer Mitteilung der KVNo am 20. Juli darf ich generell eine indizierte MRSA-Sanierung nicht mehr durchführen. Klarstellend möchte ich anmerken, dass es nicht um die Bezahlung meines Honorars oder der Medikation durch den Patienten geht, sondern ich generell nicht behandeln dürfte !
- Ich bitte um Übersendung einer Liste aller Ärzte, die eine MRSA-Sanierung durchführen bzw. durchführen dürfen. Das Angebot der KV, dass ich im Rahmen eines Telefondiktates diese Liste für den Kreis Kleve handschriftlich niederschreibe, halte ich für technisch überholt.

- Sind diese von der KV benannten Ärzte verpflichtet, meine Patienten zu behandeln? Wie ist bei nicht-transportfähigen Patienten vorzugehen?
- Wie muss ich diese Patienten überweisen? Ist hier ggf. abweichend vom strengen Procedere der KV eine Überweisung von Hausarzt zu Hausarzt möglich?
- Wie verhalte ich mich während des durch die KV organisierten Notdienstes, z.B. wenn ein MRSA-positiver Patient mit der Notwendigkeit einer Behandlung am Freitag-Nachmittag aus dem Krankenhaus entlassen wird?

Für eine kurzfristige Beantwortung wäre ich dankbar.

Mit freundlichen Grüßen

Ihr Dr. med. Klever

Nachtrag:

Heute ist der Geburtstag meiner Mutter – und ich erhalte ein Antwortschreiben auf meinen obigen Brief an die Ärztekammer.

Nein – geantwortet hat mir nicht meine Ärztekammer, die ich angeschrieben hatte wegen der Untersagung der Kassenärztlichen Vereinigung, MRSA-Patienten zu behandeln – sondern von meiner KV, also von denjenigen, die mir die Behandlung untersagten.

Dabei hatte ich mich ja gerade an meine Ärztekammer gewandt, um eine Stellungnahme zum Vorgehen der KV zu erhalten.

Nun ja, man kann auch gleich den Bock zum Gärtner machen …

Gleichzeitig erhalte ich ein Schreiben, das in der Tiefe unseres Faxspeichers verschwunden war, von einer anderen Praxis zum gleichen Thema.

Und wenn bisher immer noch jemand geglaubt haben sollte, eine MRSA-Behandlung sei einfach, so hat er die Rechnung ohne die KV gemacht!

Oder die beiden Schreiben nie nebeneinander gelegt.

So ist nach meinen Erfahrungen am 20. Juli 2012 die MRSA-Problematik ungelöster denn je. Letztendlich liegen zwei Aussagen vor:

1) ein Arzt, der die MRSA-Fortbildung nicht hat, darf MRSA-Patienten behandeln.

   Man könnte dies ggf. aus dem Schreiben der KV vom 23.07.12 an die Kollegen primär schließen. Nur leider ist der letzte Absatz ein Leersatz: „ . . . *grundsätzlich den Arzt die Behandlungs- und Verordnungspflicht trifft, bei dem sich der Patient wegen einer konkreten Erkrankung in Behandlung befindet.*"

   Aber eine derartige „*Pflicht*" existiert nicht – sie kann auch nicht existieren; es sei denn, man fordert von mir Leistungen, die ich nicht erbringen kann; so kann ich einen Patienten auch nicht wegen seines Blinddarmes behandeln bzw. diesen entfernen – ich kann ihn aber zum Chirurgen schicken.

2) ein Arzt, der die MRSA-Fortbildung nicht hat, darf MRSA-Patienten nicht behandeln.

   Dies entspricht der mir gegebenen telefonischen Auskunft vom 20.07.12. Ich habe daraufhin eine konkrete Anfrage 06.08.12 an die Ärztekammer (!!!) gestellt; das Schreiben wurde von der KV (!!!) beantwortet – nur nicht meine Anmerkung im 1. Spiegelstrich:

   „*Nach telefonischer Mitteilung der KVNo am 20. Juli darf ich generell eine indizierte MRSA-Sanierung nicht mehr durchführen. Klarstellend möchte ich anmerken, dass es nicht um die Bezahlung meines Honorars oder der Medikation durch den Patienten geht, sondern ich generell nicht behandeln dürfte.*"

   Diese Aussage wird von meiner KV nicht bestritten!

   Oder klargestellt!

   Oder berichtigt!

   Darf ich im normalen Praxisdienst MRSA nun behandeln – oder darf ich nicht?

   Meine Erfahrungen mit der KV sagen mir: Alles, was die KV nicht ausdrücklich genehmigt – darf ich nicht.

Und schon gar nicht abrechnen.

Und an beides halte ich mich.

Schließlich ist die KV ja mein persönlicher Interessenvertreter gegenüber den Krankenkassen.

Und nicht umsonst wird zudem extra darauf hingewiesen, dass ich konkret im Notdienst (!) diese MRSA-Medikation verordnen darf!

Die Anfrage mit der *„Behandlungspflicht"* bei Überweisungen wird allerdings ebenfalls nicht beantwortet. Aber immerhin schickt mir meine KV eine Liste von Ärzten, an die ich überweisen kann. Und diese mitgeschickte Überweisungsliste sowie das Statement zur Transportfrage und der Überweisungsproblematik (Hausarzt an Hausarzt !!!) macht nur Sinn, wenn ich MRSA tatsächlich ohne die Weiterbildung nicht behandeln darf.

Die nächste von der KV ausgewiesene MRSA-Praxis liegt ca. 20 km entfernt.

Da bekommt der griffige KV-Slogan: *„Gute Versorgung. Gut organisiert!"* ganz neue Entfernungs-Dimensionen, wenn ich die Patienten zur MRSA-Behandlung nach Rees und noch weiter schicken muss.

Ich dachte bisher, zu *„Gute Versorgung. Gut organisiert!"* würde auch eine ortsnahe Versorgung gehören. Aber seit der Kran(k)enburg-Aktion hätte ich es besser wissen müssen.

Ob die Compliance des Patienten allerdings durch die Fahrerei positiv beeinflusst wird, weiß ich nicht.

Aber ich bin nur der ausführende Arzt meiner Kassenärztlichen Vereinigung.

Der holländische Kollege aus der renommierten Radbaud-Klinik in Nijmegen, dem ich diese beiden Schreiben der KV zum Lesen gab, bekam einen Lachanfall:

„Ihr Moffen – ihr lernt es nie, den MRSA-Keim zu beherrschen ..."

Ein Schelm, wer Arges dabei denkt!

Micky Maus und die eCard – oder: *„Shrek lass nach!“*

Die neue elektronische Gesundheitskarte erfreut sich keiner großen Beliebtheit – auch nicht bei den Versicherten, die sie bezahlen dürfen. Stein des Anstoßes ist neben fraglicher Datensicherheit insbesondere das Foto, das eine Identifikation des Versicherten ermöglichen soll.

Da nun nicht jeder als Mann wie Brad Pitt oder als Frau wie Rihanna aussieht, sich aber gerne auf der Versicherungskarte so sehen möchte, was liegt da näher, als der Versicherung ein falsches Foto zukommen zu lassen.

Also lächeln auf der Gesundheitskarte Fotos von Prominenten den Doktor an. Micky Maus, Donald Duck und Shrek sind ebenfalls beliebt, aber auch Darth Vader und andere Charaktere sind den Kassen bereits untergekommen.

- Bei Darth Vader mit seinem Röcheln liegt zumindest die Diagnose nahe: *„Asthma“*.
- Bei Donald Duck würde ich auf *„Choleriker“* tippen.
- Shrek mit seiner grünen Gesichtsfarbe – zum Hautarzt schicken.

Mit ihrer Unterschrift bezeugen die Versicherten zwar, dass sie die Person auf dem Foto sind.

Doch eine Identitätsprüfung findet nicht statt – zu aufwendig.

Das darf dann der Arzt machen – quasi so als ureigenste ärztliche Aufgabe.

So werde ich in Bälde also Angelina Jolie, Brad Pitt, Rihanna, Silvester Stallone, Angela Merkel, Micky Maus oder Superman behandeln.

Bis die Fehler behoben sind heißt es weiterhin: *„Shrek lass nach!“*

Kleine Anfrage an unsere KV: Wie ist diese Position *„Identitätsnachweis“* EBM-gerecht abzurechnen?

Ach ja – es gibt da noch ein paar weitere Probleme mit der eCard; deshalb raten die Krankenkassen den Versicherten, die alte Karte mitzunehmen.

Ein Schelm, wer Arges dabei denkt !

Nachtrag 1:

Am Kölner Hauptbahnhof kann sich jeder Bürger für wenig Geld krankenversichern. Gegen eine einmalige Zahlung von € 100.-- erhält der Käufer eine aktuelle Versichertenkarte mit einer Gültigkeitsdauer von mehreren Jahren.

Da Ärzte nur die Versichertenkarte in ihr System einlesen, die Daten aber nur oberflächlich prüfen können (Stimmt das Geschlecht? Stimmt das Alter ungefähr?), werden zu Lasten der Versichertengemeinschaft jährlich mehrere 100 Millionen Euro von Betrügern abgerechnet [53].

Das Problem ist bekannt.

Seit Jahren!

Das Problem ist, dass sich die Chipkarte elektronisch nicht sperren lässt.

Im Klartext: Was bei Ihrer Visa-, Master-, American Express-Card problemlos möglich ist, kann Ihre Krankenkasse nicht umsetzen.

Soweit zum elektronischen Fortschritt der Medizin in Deutschland.

Aber jetzt soll alles anders werden! Nein, nicht auf elektronischem Wege! Das wäre zu einfach. Jede Versichertenkarte trägt nun das Bild des Versicherten.

Also mehr die klassische Variante.

Auch nicht schlecht.

Kosten (nach derzeitigem Kenntnisstand): ca. 5 Milliarden Euro bei projektierten 1,4 Milliarden Euro.

Man hätte das natürlich auch viel einfacher haben können: Jeder Versicherte müsste seinen Personalausweis oder Reisepass vorlegen, wenn er seine Versichertenkarte beim Arzt vorlegt. Das hätte nichts gekostet außer (vielleicht) einer kleinen Gesetzesänderung.

Aber vielleicht fällt die Identität des Patienten ja unter den Datenschutz !?

Wer weiß ?!

---

[53] http://www.faz.net/aktuell/rhein-main/region/kriminalitaet-betrug-mit-rezept-1408744.html

Aber nun, mehrere Milliarden Euro später, ist ja eigentlich alles klar – und das Problem gelöst.

Eigentlich.

Denn nun kommt das typisch Deutsche:

„Auch wenn auf der eCard ein falsches Foto ist, können die Ärzte die Behandlung nicht verweigern. Und die Kosten gehen wie gewohnt zulasten der Krankenkassen." Diesen Schluss zieht die Bundestagsabgeordnete Kathrin Vogler von der Fraktion „Die Linke" aus der Antwort der Bundesregierung auf eine schriftliche Frage." [54]

Ein paar Zeilen später heißt es dann:

„Sonst sei der Arzt nach den Regelungen des Bundesmantelvertrags nicht zwingend dazu verpflichtet, die Identität des Versicherten zu überprüfen, beispielsweise mit Hilfe eines Personalausweises."

Wie bitte – wofür hat die Versichertengemeinschaft nun das ganze Geld ausgegeben für die neuen Versicherungskarten?

Aber die Rettung naht. Also quasi die Ausnahme von der Ausnahme des Gesetzes:

„Eine entsprechende Anlage zum Vertrag sieht aber ergänzend vor, dass ein Arzt nach zehn Tagen eine Privatvergütung für eine Behandlung verlangen kann, sofern die Identität eines Versicherten nicht zu bestätigen war."

Tja, da bleibt nur die Frage, wohin ich als Arzt die Rechnung schicken soll, wenn die Identität des Versicherten nicht zu bestätigen war. Und wie regele ich das mit der 10-Tages-Frist? Wann beginnt sie zu laufen? Ich rechne mit meiner KV doch nur Quartalsweise ab!

Persönlich gehe ich davon aus, dass sich die Preise für eine Versichertenkarte am Kölner Hauptbahnhof nach Einführung der eCard nicht wesentlich ändern werden.

Ein Schelm, wer Arges dabei denkt!

---

[54] http://www.aerzteblatt.de/nachrichten/51170

Nachtrag 2:

„Beim Versenden der neuen elektronischen Gesundheitskarte (eGK) ist erneut ein Problem aufgetreten: 55 Krankenkassen verschickten an etwa zwei Millionen Versicherte Karten, die nach Angaben der GKV-Spitzenverbandes keinen reibungslosen Ablauf ermöglichen, da sie fehlerhaft sind. Ein Sicherheitsrisiko bestehe aber nicht.“ [55]

Als Nostalgiker werden Sie sich noch erinnern, dass die eGK zum 01.01.2006 eingeführt werden sollte. Immerhin ist sie nun mit mehr als 6 Jahren Verspätung verschickt worden. Okay, es sind defekte eGKs durch die Firma itsc GmbH verschickt worden, aber immerhin.

Soweit zum elektronischen Fortschritt der Medizin in Deutschland.

Und nun raten Sie einmal, wer diesen Fehler bezahlen muss.

Sie ahnen es?

Wem gehört die Firma, die diese Karte verschickt hat?

Bingo – den Krankenkassen gehört diese Firma mit Namen itsc GmbH *) !!!

Denn für solche Fälle haben einige gesetzliche Krankenkassen extra die Firma itsc GmbH gegründet mit dem Slogan:

„itsc – Die Lösung zählt.“

Und wer legt diese Kosten auf die Mitglieder um?

Nun ja – die Firma itsc GmbH kann es jedenfalls nicht …

Seien Sie kreativ – *„die Lösung zählt!“*

Ein Schelm, wer Arges dabei denkt!

*) itsc GmbH: 1999 von den BKK Landesverbänden Hessen und Niedersachsen (heute BKK LV Mitte) und der der IKK Niedersachsen (heute AOK Niedersachsen) gegründetes gemeinsames Rechenzentrum.[56]

---

[55] www.gesundheitskarte.net

[56] https://www.itsc.de/unternehmen/geschichte.html

Zusatz-Honorar

Ja, das ist die never-ending Story. Aus den sprachschwurbeligen Veröffentlichungen unserer KV kann der Bürger jedenfalls kaum ermitteln, wie viel so ein Arzt in der Stunde verdient. Insbesondere werden hier grundsätzlich die Begriffe *„Einnahmen“* mit *„Gewinn“* und *„Netto-Einkommen“* verwechselt werden. Um es zu verdeutlichen:

- *„Einnahmen“* sind alle Geldzuflüsse, die eine Praxis verbuchen kann.
- *„Gewinn“* heißt: Alle Einnahmen einer Praxis abzüglich der zum Betrieb einer Arztpraxis notwendigen Ausgaben wie z.B. Gehälter der Mitarbeiter, Miete, Heizung, Licht, Strom, Wasser, Haftpflichtversicherung, Inventarversicherung der Praxis, Ärztekammerbeitrag, KV-Beitrag, Beitrag für Berufsgenossenschaft, Kosten bzw. Abschreibungen für Investitionsgüter, Kosten EDV-Software für die KV-Abrechnung, Kosten für die behördliche Überwachung der Praxis, Kosten für die Pflichtweiterbildungen, Porto, Telefon, Internet, Gema-Gebühren und so weiter und so weiter …
- *„Netto-Einkommen“* heißt: Nach Abzug all dieser Kosten, Gebühren und Beiträge errechnet sich der Gewinn der Praxis, letztendlich nichts anderes als das Brutto-Einkommen des Arztes. Von diesem Gewinn der Praxis muss der Doktor nun noch seine Steuern, Krankenversicherung, Sozialversicherung, Altersversorgung usw. bezahlen, dann erst erhält er das, was der Arbeitnehmer landläufig als *„Einkommen“* versteht und auf seinem monatlichen Lohn-Abrechnungsschein und seinem Konto letztendlich wiederfindet.

Ein langer Weg!

Da freut man sich als Arzt natürlich, wenn in der kassenärztlichen Zeitschrift *„KVNO aktuell“* des Monats Mai 2012 die positive Nachricht steht [57]:

„Bessere Vergütung für Hausärzte

[57] http://www.kvno.de/downloads/kvno_aktuell/kvno_aktuell_05_12.pdf

Auf der jüngsten Vertreterversammlung hatte KV-Vorstand Bernhard Brautmeier die Delegierten mit einer Neuigkeit überrascht: Der KV Nordrhein ist es gelungen, den seit 2008 existierenden Hausarztvertrag mit AOK und LKK noch einmal wesentlich zu verbessern. Das Resultat ist ein spürbares Plus bei der Vergütung – vor allem für Hausbesuche, Dringlichkeitsbesuche im Pflegeheim und den Arzneimittel-Check. Sämtliche Vergütungen werden zusätzlich zur morbiditätsbedingten Gesamtvergütung gezahlt und belasten nicht das Regelleistungsvolumen."

Von meiner KV bin ich viele Überraschungen gewohnt, leider sehr selten positive.

Aber ein *„spürbares Plus bei der Vergütung"*?

Warum nicht!

Klingt gut. Nette Überraschung. Gerne lese ich weiter:

„Mehr Arzneimittelsicherheit

Wichtiger Bestandteil des aktualisierten Vertrags ist der Arzneimittel-Check, den die KV mit der AOK Rheinland/Hamburg und der Landwirtschaftliche Krankenkasse (LKK) NRW vereinbart hat und der die Qualität bei der Versorgung der Patienten mit Arzneimitteln verbessern soll. Erstmals bekommen koordinierende Ärzte die Möglichkeit, sich einen Überblick über die Gesamtmedikation ihrer Patienten zu verschaffen."

Wie bitte ?!

„Koordinierende Ärzte", also Hausärzte wie ich, sollen nun *„erstmals"* die Möglichkeit erhalten, sich *„einen Überblick über die Gesamtmedikation ihrer Patienten zu verschaffen" ???*

Bisher dachte ich immer, das sei meine ureigenste tägliche ärztliche Aufgabe und Arbeit. Irgendwie habe ich da wohl etwas missverstanden und derartige Leistungen bislang gratis und kostenfrei erbracht.

Nun gut – lesen wir weiter, wie so ein *„wichtiger Bestandteil des aktualisierten Vertrags"* nun zukünftig vergütet werden soll.

Also, für einen *„fundierten"* Arzneimittelcheck soll ich € 80.-- erhalten, was natürlich sofort die Frage aufwirft, was ein *„nicht-fundierter"* Arzneimittelcheck ist. Ich hoffe nach dem Ausschlussprinzip nicht, dass mir meine KV allen Ernstes unterstellen will: Meine bisherige ärztliche Tätigkeit bezüglich Arzneimittelchecks war nicht fundiert und wurde daher nicht bezahlt !?

Oder?

Mache ich zukünftig sogar einen fundierten fach- und/oder sektorübergreifenden Arzneimittelcheck, so soll ich sogar € 160.-- erhalten.

160 Euro !!!

Das sind mehr als vier Regelleistungsvolumina!

Klingt ja noch besser.

Und irgendwie kommt in mir das angenehm-warme Gefühl hoch, meine KV tut tatsächlich etwas für mich! Meine Konsile und Absprachen mit den niedergelassen Fachkollegen bezüglich der Medikation unserer gemeinsamen Patienten, die ich seit ein paar Jahren nicht mehr abrechnen darf, würden nun sogar wieder honoriert werden.

Aber da habe ich die Tabelle wohl wieder etwas zu schnell gelesen. Für diesen fundierten fach- und/oder sektorübergreifenden Arzneimittelcheck wird ein Zeitkontingent von 240 Minuten angesetzt.

Das sind vier Stunden!

Vier Stunden für € 160.-- !

Das sind sage und schreibe € 40.-- pro Stunde.

Einnahmen – also nicht Gewinn – und schon gar nicht Netto-Einkommen!

Also vor Abzug aller meiner Praxiskosten, vor Steuern, Sozialversicherung und so weiter!

Unglaublich!

Bei dem letzten Werkstattbesuch meines Autos lächelte mich die liebenswürdige Dame an der Kasse freundlich an, als sie mir die Rechnung überreichte und ich einen Stundenlohn von € 85.-- zzgl. Mehrwertsteuer entsprechend € 101,15 dort ausgewiesen fand. Also inklusive Werkstattkosten (statt Praxiskosten), Steuern, Sozialversicherung und so weiter.

Und ich soll für € 40.-- pro Stunde arbeiten?!

Aber als Arzt ist man mit wenig zufrieden. Immerhin soll es dieses Geld ja zusätzlich geben; zusätzliches Geld für zusätzliche (Arbeits-)Zeit, also für zusätzliche Überstunden nach Feierabend oder am Wochenende.

Früher gab es einmal einen Überstunden-Zuschlag, heute gibt es also einen Überstunden-Abschlag. So ändern sich die Zeiten.

Den neuen Reichtum durch meine Überstundentätigkeit vor Augen frage ich mich: Warum sollen die Krankenkassen eigentlich für etwas bezahlen, wenn ich diese Leistung sowieso erbringe?

Und – kennen Sie schon die Lösung?

Nein?

Dann sind Sie für eine berufliche Tätigkeit bei der Kassenärztlichen Vereinigung oder bei einer Krankenkasse nicht qualifiziert!

Dabei ist die Lösung doch ganz einfach:

> *„Die Auswahl der Patienten für den Arzneimittelcheck erfolgt durch die Krankenkasse. Bei dem fachübergreifenden Check erfolgt dieser in Absprache mit anderen verordnenden Ärzten.“*

Alles klar ?!

Wie oft nun glauben Sie, wird diese kostenpflichtige *„Auswahl der Patienten für den Arzneimittelcheck“* durch die Krankenkasse erfolgen?

Warum sollte eine Krankenkasse dem Doktor überhaupt Geld bezahlen für seine im Rahmen der normalen Tätigkeit zu erbringende übliche ärztliche Leistung?

Könnte es sein, dass sich diese *„Bessere Vergütung für Hausärzte“*, mit der der *KV-Vorstand Bernhard Brautmeier die Delegierten* überraschte, tatsächlich nur als Luftnummer erweist?

Vielleicht waren die Delegierten von dieser Chuzpe[*)] deshalb so überrascht, weil sie wie ich nachgerechnet haben.

Ein Schelm, wer Arges dabei denkt!

*) Chuzpe [xʊtspə], auch Chutzpe (aus dem jiddischen für „Frechheit, Anmaßung, Dreistigkeit, Unverschämtheit“ entlehnt) ist eine Mischung aus zielgerichteter, intelligenter Unverschämtheit, charmanter Penetranz und unwiderstehlicher Dreistigkeit (https://de.wikipedia.org/wiki/Chuzpe).

Hü oder Hott oder Osteopathie

Da regen sich viele Politiker auf, dass niemand mehr Hausarzt werden will!

Die Ärztekammern und die Kassenärztlichen Vereinigungen stimmen in den Kanon mit ein, die lokalen Bürgermeister wissen nicht, was sie tun sollen – und die Bevölkerung hat Angst.

Und dann eine aufmunternde Meldung unserer lieben KV:

Sinkende Honorare: KV warnt vor Pleitewelle bei Arztpraxen

Als *„unverantwortlich"* hat Bernhard Brautmeier, Vorstand der Kassenärztlichen Vereinigung (KV) Nordrhein, die Forderung der Krankenkassen bezeichnet, den Orientierungspunktwert für kassenärztliche Leistungen von 3,5048 auf 3,25 Cent abzusenken. *„Bis jetzt bin ich stets davon ausgegangen, dass wir mit den Krankenkassen einen Verhandlungspartner haben, der sich an Fakten orientiert – und der am Funktionieren der ambulanten ärztlichen Versorgung seiner Patienten interessiert ist"*, sagt Brautmeier. [58]

„Wir wissen sehr genau, in welcher Lage sich die Arztpraxen befinden – erst recht in Nordrhein, wo die Kassen deutlich weniger Geld pro Versicherten zur Verfügung stellen als in den meisten anderen Regionen Deutschlands. Und das trotz gleicher Leistung."

Bei einer berühmten Bonbon-Marke käme jetzt die Fernseh-Frage: Und wer hat's erfunden? Und als Antwort würden wir hören: die Schweizer!

Treffsicherer ist hier die Frage: Wer hat denn diesen Blödsinn mit den Kassen verhandelt?

Und als Antwort hören wir: Unsere KV.

„Vor diesem Hintergrund müsse sich niemand wundern, dass der Ärztemangel in immer mehr Regionen zum Thema werde – und der ärztliche Nachwuchs immer öfter auf die Übernahme einer Praxis verzichte."

---

[58] http://www.kvno.de/60neues/2012/pleitewelle/index.html

Noch einmal: Wer hat diesen Blödsinn mit den Kassen verhandelt?

Und als Antwort hören wir: Unsere KV.

Also müssen Ärzte ihr Geld anders verdienen.

Das Zauberwort heißt: Marketing! Und Selbst-Marketing heißt: Verkaufen.

Was können wir verkaufen?

Unsere Leistungen!

Aber: …

Staat streicht Subventionen für Verkaufstrainings

Natürlich leben wir Ärzte nicht nur von den Geldern, die uns die Kassenärztliche Vereinigung überweist. Denn immer wieder werden wir gefragt: *„Herr Doktor, könnten sie bei mir nicht wieder einmal ein EKG machen – das letzte hat mir so gut getan."*

Natürlich können wir auch dieses zusätzliche EKG ableiten, auch ein zusätzliches Belastungs-EKG – oder eine Lungenfunktion, sofern der Patient dies wünscht, es aber nicht zwingend medizinisch indiziert ist. Manche Patienten möchten auch gerne jährlich eine Untersuchung ihres Bauchraumes per Ultraschall. Oder eine Untersuchung des Blutes.

All dies steht jedem Bürger unseres Landes frei – die Frage ist nur: muss es die Versichertengemeinschaft bezahlen?

Nein – natürlich nicht!

Das Zauberwort heißt *„IGeL"* und ist die Abkürzung für *„Individuelle Gesundheitsleistung"*.

Aber darf der Arzt diese Leistungen anbieten – oder sie gar bewerben?

Professionelles Marketing lernt man bei Profis – wo auch sonst. Qualitätsmanagement lerne ich ja auch nicht bei der Kassenärztlichen Vereinigung, sondern auch bei Profis wie z.B. der Deutschen Gesellschaft für Qualität.

Die Bundesregierung stellte noch am 13.06.2012 klar: *„Ärzte gehören zu den freien Berufen und sind somit berechtigt, Finanzhilfen für Kurse zu bean-*

tragen, in denen sie das Verkaufen von individuellen Gesundheitsleistungen lernen." [59]

Doch damit soll jetzt (16.08.2012) Schluss sein: *„Das Bundeswirtschaftsministerium bestätigte einen Bericht der ‚Berliner Zeitung', laut dem die Ärzteseminare nicht mehr staatlich gefördert werden. Eine aktiv betriebene Vermarktung von Igel-Leistungen sei mit den ethischen Grundsätzen des Berufsrechts der Ärzte nicht vereinbar, hieß es zur Begründung."* [60]

„Ethische Grundsätze" – ist es unethisch, diese Leistungen anzubieten? Oder ist es unethisch, diese Leistungen anzunehmen? Denn *„Mehr als jeder vierte Versicherte (28,3 Prozent) nutzt demnach die zusätzlichen Angebote."*

Welche Ethikkommission hat diese hier zitierten ethischen Grundsätze festgelegt?

Ich kenne keine!

Also in Zukunft keine Werbung mehr wie z.B.:

„Immer mehr Menschen vertrauen heute auf die Wirksamkeit von alternativen oder ergänzenden (komplementären) Heilmethoden, da diese allgemein als besser verträglich gelten und mit weniger Nebenwirkungen verbunden sind. Die Osteopathie umfasst die manuelle Diagnostik und Therapie am Bewegungssystem, den inneren Organen und am Nervensystem. Als sanfte und ganzheitliche Heilmethode verzichtet sie auf Apparate, Spritzen und Medikamente."

Tolle Werbung für eine klassische IGeL-Leistung!

Allein die Wortwahl lässt das Herz jeden IGeL-Werbers höher schlagen: *„Wirksamkeit"*, *„alternativ"*, *„ergänzend"*, *„komplementär"*, *„Heilmethode"*, *„besser verträglich"*, *„weniger Nebenwirkungen"*, *„ganzheitlich"*, (ohne) *„Apparate, Spritzen und Medikamente"*.

Lassen Sie uns diese IGeL-Anpreisung gemeinsam weiterlesen: *„Die TK eröffnet ihren Versicherten im Rahmen einer Satzungsleistung die Möglichkeit der osteopathischen Behandlung, wenn diese medizinisch geeignet ist, um eine Krankheit zu erkennen, zu heilen, ein Fortschreiten der Krankheit zu verhüten oder Krankheitsbeschwerden zu lindern."*

---

[59] http://www.igel-monitor.de/395.htm

[60] http://www.spiegel.de/gesundheit/diagnose/igel-leistungen-staat-streicht- subventionen-fuer-aerzte-trainings-a-849771.html

Haben Sie ihn bemerkt?

Den kleinen aber feinen Unterschied?

Dies ist keine ethisch-fragwürdige Anpreisung eines IGeL-Arztes, sondern im weitesten Sinn die Werbung einer gesetzlichen Krankenkasse für neue Mitglieder! [61]

Eine Krankenkasse, die IGeL-Leistungen bezahlt!

Die Techniker Krankenkasse!

Um es klar zu stellen: die osteopathische Behandlung ist keine Leistung der Gesetzlichen Krankenversicherungen (GKV); also keine Leistung, auf die ein gesetzlich Versicherter Anspruch hat!

Auf der Homepage der Techniker Krankenkasse können wir lesen, unter welchen Voraussetzungen medizinische bzw. ärztliche Leistungen in den Leistungskatalog der GKV aufgenommen werden, die Ihr Arzt dann zu Lasten Ihrer Krankenversicherung verordnen darf. [62]

„Der GBA prüft anhand medizinischer Studien, ob die Qualitätsanforderungen für eine Aufnahme in den Leistungskatalog der gesetzlichen Krankenkassen erfüllt sind. Damit soll vermieden werden, dass keine neuen Verfahren zu Lasten der Krankenkassen angewendet werden, deren Nutzen nicht wissenschaftlich nachgewiesen ist und die möglicherweise gesundheitliche Risiken einschließen."

Um es unmissverständlich zu sagen: Eine derartige Bewertung des GBA liegt für die Osteopathie nicht vor!

Somit handelt es sich hier um die Leistung einer gesetzlichen Krankenkasse außerhalb ihres gesetzlichen Auftrages!

Fragen Sie mich bitte nicht, ob eine gesetzliche Krankenkasse die Gelder ihrer Mitglieder für derartige IGeL-Leistungen ausgeben darf; ich weiß es nicht!

Und so ganz billig ist das nicht:

---

[61] https://www.tk.de/tk/leistungen-a-z/o/osteopathie/405096

[62] https://www.tk.de/tk/leistungen-a-z/i/individuelle-gesundheitsleistungen-igel/152876?selectedPage=1

„Die TK übernimmt die Kosten für maximal sechs Sitzungen je Kalenderjahr und Versicherten. Erstattet werden 80 Prozent des Rechnungsbetrages, jedoch nicht mehr als 60 Euro pro Sitzung.“

Wow !!!

Sogar mit dem kleinen 1 x 1 kann man errechnen, dass die Techniker Krankenkasse ihren Versicherten hier jährlich € 360.- spendiert!

Bei einem Regelleistungsvolumen von € 36,18 im III. Quartal 2012 für einen gesetzlich Versicherten entspricht dieser Betrag so ziemlich genau der Geldmenge, die ich von Techniker Krankenkasse für die Behandlung eines dort versicherten Patienten für 10 Quartale (das sind zweieinhalb Jahre!) erhalte.

Also: der Osteopath darf diesen Betrag innerhalb von 6 Sitzungen kassieren, für den ich dem Patienten 2.5 Jahre zur Verfügung stehe!

Und noch weiterer Komfort winkt dem TK-Versicherten: *„Die Abrechnung für Ihre osteopathische Behandlung erfolgt wie bei einem Privatpatienten. Die Rechnung des Osteopathen bezahlen Sie zunächst selbst und reichen sie zusammen mit der ärztlichen Bescheinigung im Original bei der TK ein.“*

Und – haben Sie diesen kleinen versteckten Hinweis in diesem Absatz bemerkt?

Oder haben Sie ihn wie so viele andere Versicherte auch überlesen?

Es geht um die *„ärztliche Bescheinigung“*. Denn die Erstellung einer derartigen ärztlichen Bescheinigung z.B. durch Ihren Hausarzt ist nach Auffassung der Kassenärztlichen Vereinigung bereits eine IGeL-Leistung!

Mit anderen Worten: die Techniker Krankenkasse fordert mich auf, eine IGeL-Leistung zu erbringen!

Und Sie, lieber Patient, müssen diese IGeL-Leistung bezahlen *„... wie bei einem Privatpatienten“*.

Aber es kommt noch dicker; denn aus dieser Bescheinigung muss sich ergeben, dass diese osteopathische Behandlung *„medizinisch geeignet ist, um eine Krankheit zu erkennen, zu heilen, ein Fortschreiten der Krankheit zu verhüten oder Krankheitsbeschwerden zu lindern.“*

Wäre der Satz im Konjunktiv geschrieben *(„... medizinisch geeignet sein könnte ...“)*, ich hätte kein Problem mit der Erstellung einer derartigen Bescheinigung. Ich persönlich glaube tatsächlich, dass diese Behandlung bei einigen wenigen bestimmten Krankheiten wirkt.

Aber Glauben ist nicht Wissen …

… und die Osteopathie ist (zumindest in Deutschland) nicht unumstritten; lesenswert ist hierzu die *„Wissenschaftliche Bewertung osteopathischer Verfahren"* im Deutschen Ärzteblatt [63].

So aber könnte (oder kann!) mir als verschreibender Arzt die Techniker Krankenkasse einfach diesen Artikel des Deutschen Ärzteblattes zusenden mit der Bemerkung:

„Lieber Doktor, bitte weisen Sie nach, dass bei unserer Versicherten die Osteopathie bei konkret der von ihnen diagnostizierten Krankheit hilft und medizinisch indiziert war. In diesem Falle übernehmen wir selbstverständlich die Kosten der Behandlung. Sollten sie hierzu jedoch nicht in der Lage sein, würden wir unserer Versicherten empfehlen, den von ihr beim Osteopathen verauslagten Betrag von ihnen zurückzufordern wegen Falschberatung."

Praktisch!

Und für die Krankenkasse kostenneutral.

Aber als schon viele Jahre niedergelassener Hausarzt kenne ich diese Fallstricke der Krankenkasse. Daher lasse ich im Gegensatz zu dem von der Techniker Krankenkasse vorgeschlagenen Verfahren die Patienten immer schon vorher (!) die Genehmigung durch die Krankenkasse einholen; also eine Bescheinigung mit Genehmigungsvorbehalt.

Aber das haben die Krankenkassen nicht so gerne. Denn die enttäuschten Gesichter der Patienten bei der Ablehnung ihres Antrages und die anschließende Diskussion muss dann der Sachbearbeiter aushalten!

Erschwerend kommt hinzu, dass auch beim Gesetzgeber allgemein Uneinigkeit darüber herrscht, was eine IGeL-Leistung ist – und was nicht: *„So diskutieren etwa Experten darüber, ob die Kontrolle mit beleuchteter Lupe bei der Hautkrebs-Vorsorge, die manche Ärzte als Igel-Leistung in Rechnung*

---

[63] vergl. *„Wissenschaftliche Bewertung osteopathischer Verfahren"* in: Dtsch Arztebl 2009; 106(46): A-2325 / B-1997 / C-1941

stellen, nicht zur Behandlung gehört – und somit eigentlich von den Kassen bezahlt werden sollte.“ [64]

Lieber Gesetzgeber, liebe Krankenkassen, liebe Kassenärztliche Bundesvereinigung, lieber Gemeinsamer Bundesausschuss und sonstige Mitverdiener am Gesundheitswesen, die ihr nie einen Patienten seht: Bei der obigen Screening-Untersuchung benötigt ihr nur eine Klarstellung – und schon hätte sich das mit der IGeL-Leistung erübrigt.

Warum nur lasst ihr die gesetzlich Versicherten und ihre Ärzte in dieser unklaren Rechtslage?

Wie dem auch sei – wer IGeL-Leistungen haben will, soll sie auch bekommen. Viele IGeL-Leistungen sind sinnvoll wie etwa Impfungen vor Fernreisen oder Akupunktur bei Migräne. Jeder kann sich im Internet informieren, z.B. auf dem Internetportal des Medizinischen Dienstes vom Bund der Krankenkassen. Dort gibt es auch eine Bewertung von IGeL-Leistungen – und der Medizinische Dienst vom Bund der Krankenkassen kann sicherlich nicht als *„positiv-IGeL-voreingenommen“* gelten.

Jetzt bleibt nur die Frage zu beantworten: Warum soll es für einen Arzt *„unethisch“* sein, die durch den *„Medizinischen Dienst des Spitzenverbandes Bund der Krankenkassen e.V.“* als positiv bewerteten IGeL-Leistungen aktiv zu vermarkten?

Wie viel einfacher haben es da die Krankenkassen, ihre IGeL-Leistungen

- anzubieten …
- und zu vermarkten …
- und damit Geld der gesetzlich Versicherten auszugeben …

Ein lieber Gruß an die Osteopathie …

Ein Schelm, wer Arges dabei denkt.

---

[64] http://www.spiegel.de/gesundheit/diagnose/igel-leistungen-staat-streicht-subventionen-fuer-aerzte-trainings-a-849771.html

Nachtrag :

Apropos – wussten Sie eigentlich: *„Der größte Teil – über 95 Prozent – aller Leistungen der gesetzlichen Krankenkassen ist für alle Kassen verpflichtend festgelegt.“* [65]

Die Frage, die sich hier stellt, lautet: Was ist mit diesen fehlenden 5%, die nicht *„verpflichtend“* (= gesetzlich) festgelegt sind?

Ahnen Sie es, lieber Patient?

Nein?

Geduld, Sie werden es gleich erfahren.

Nein, nicht von mir – ich bin nur Arzt.

Also aus viel kompetenteren Munde!

Der MDS (*„Medizinischer Dienst des Spitzenverbandes Bund der Krankenkassen e.V.“*), der vom Spitzenverband der Gesetzlichen Krankenversicherungen finanziert wird, verrät es Ihnen.

Sie brauchen nur etwas weiter auf dieser Internet-Seite lesen:

„Krankenkassen sind zwar keine produzierenden Wirtschaftsunternehmen, aber auch unter den derzeit rund 150 einzelnen Kassen in Deutschland herrscht Wettbewerb. Jede Kasse möchte gern möglichst viele Versicherte als Beitragszahler. Da der Beitragssatz derzeit für alle Krankenkassen bundesweit einheitlich ist, haben die Kassen jetzt die Möglichkeit, sich durch verschiedene zusätzliche Angebote von ihren Mitbewerbern zu unterscheiden. (...) Daher gibt es einzelne IGeL, die von manchen Krankenkassen bezahlt werden.“

Sie haben den letzten Satz genau gelesen?

Haben Sie ihn auch verstanden?

Ich wiederhole ihn noch einmal:

„Daher gibt es einzelne IGeL, die von manchen Krankenkassen bezahlt werden.“

---

[65] http://www.igel-monitor.de/IGeL-Markt_Krankenkassen.htm

Mit anderen Worten: Mit Zustimmung des Gesetzgebers könnten Ihre Krankenkassenbeiträge sinken, sobald die gesetzlichen Krankenkassen auf Selbstzahlerleistungen wie IGeL-Leistungen verzichten.

Denn …

„Bei den IGeL-Leistungen geht es vorrangig um wirtschaftliche Interessen von Ärzten und nicht um notwendige medizinische Leistungen für Kranke", so Dr. Doris Pfeiffer, Vorstandsvorsitzende des Spitzenverbandes der Gesetzlichen Krankenversicherungen (GKV-Spitzenverband). [66]

So – nun wissen Sie, wofür Ihre Krankenkasse Ihr Geld ausgibt!

Und irgendwie habe ich das Gefühl, dass Frau Dr. Doris Pfeiffer, Vorstandsvorsitzende des GKV-Spitzenverbandes, nicht weiß, für welche Leistungen die Gesetzlichen Krankenversicherungen (GKV) das Geld der ihnen anvertrauten Versicherten so alles ausgeben …

Eine kleine Übersicht gefällig?

Wie wäre es zum Beispiel mit Urlaub:

- Urlaub mit der BKK 24 [67]

  Im Angebot: Deutschland, Tschechien, Südtirol (Italien) – aber wenn sie nicht ganz so weit fahren wollen empfiehlt die Krankenkasse das *„Welcome Hotel"* in Wesel mit einem BKK24-Sponsoring-Vorteil von € 55.-

- Urlaub mit der BKK Mobil Oil [68]

  Die BKK Mobil Oil wirbt sogar mit dem Slogan: *„Reisen mit Krankenkassen-Zuschuss"* und bezuschusst die Teilnahme an den Urlaubs-Gesundheitsprogrammen mit bis zu 150,00 Euro pro Person, bei einer Familie mit zwei Kindern sogar mit bis zu € 540,00.

---

[66] http://www.igel-monitor.de/383.htm

[67] http://www.dr-holiday.de/bkk24/

[68] http://www.mobilfit.net/?site=16

- Urlaub mit der BKK Pfalz [69]

  Leider keine Fernreisen im Angebot, aber immerhin …

- Urlaub mit der SBK [70]

  Man beachte – hier wird sogar gleich unter dem IGeL-Begriff „*Gesundheitsreisen*“ schon in der Internet-Adresse firmiert. Und weiter liest man: „*Wellnesshotels in den schönsten Ferienregionen. Wählen Sie einfach Ihr Reiseziel anhand der Deutschlandkarte. Detaillierte Angaben zum Preis und Angebot finden Sie, wenn Sie auf den entsprechenden Punkt auf der Karte klicken.*“

  Mal unter uns – und ich bitte das nicht als Schleichwerbung zu verstehen: Das ist weder eine Krankenkasse noch eine Gesundheitskasse; das ist eine „*Wellnesskasse*“! Ist dieser Begriff eigentlich schon Marken-rechtlich geschützt?

  Ups – habe ich die SBK jetzt auf eine Idee gebracht?

Es gibt noch andere IGeL-Leistungen, die von Krankenkassen angeboten werden. Nachfolgend eine kleine Aufzählung, insbesondere aus dem Bereich Naturheilverfahren der SBK [71] („*Die SBK übernimmt die Kosten für viele Naturheilverfahren. Die bedeutendsten finden Sie in untenstehender Auflistung. Wenn Sie sich gerne alternativ behandeln lassen wollen, dann nehmen Sie vorab Kontakt zu Ihrem persönlichen Kundenberater auf. Er findet gemeinsam mit Ihnen eine individuelle Lösung.*“):

- Heliotherapie: „*Unter Heliotherapie versteht man die präventive, therapeutische und rehabilitative Anwendung von Sonnenstrahlung (insbesondere der kurzwelligen UVB-Strahlung). Dabei werden der ganze Körper oder einzelne Körperregionen dem Sonnenlicht exponiert. Als vorrangiges Therapieziel gilt die Zunahme der Vitamin D3 Synthese.*“ [72].

---

[69] http://www.bkkpfalz-aktivplus.de/?mid=12&reiseart=2

[70] http://gesundheitsreisen.sbk.org/

[71] www.SBK.org

[72] http://flexikon.doccheck.com/de/Heliotherapie

Früher legte man sich in die Sonne (kostet nichts), Ende des letzten Jahrtausends auf die Sonnenbank (zahlt man selbst) – heute spendiert die Krankenkasse Heliotherapie. So ändern sich die Zeiten!

- Homöopathie: keine Leistung der gesetzlichen Krankenkassen.
- Osteopathie: Bei qualifizierten Osteopathen erstattet die SBK je Behandlungseinheit bis zu € 30.- für maximal sechs Behandlungen im Kalenderjahr. Also gegenüber der Techniker Krankenkasse mit € 60.- pro Behandlung ist das schon sehr knauserig!
- Klassische Massage: nicht zu verwechseln mit Krankengymnastik, letztere ist eine vom GBA anerkannte Methode, die erste nicht.
- Phototherapie: Die SBK übernimmt die Kosten, sofern die Therapie von einem Vertragsarzt oder in einem anerkannten Krankenhaus durchgeführt wird.

Ach ja, die AOK sponsert sogar Tanzkurse … [73]

Ein Schelm, wer Arges dabei denkt!

[73] https://www.aok.de/niedersachsen/beitraege-tarife/partnerunternehmensuche-132159.php?action=detail&id=1176

Honorardiskussionen

Das Sommerloch nähert sich dem Ende – und wieder einmal sind wir Ärzte in den Schlagzeilen. Offizielles Ziel ist es, die Einkommen der Ärzte zu senken – wobei die Begründungen schon recht abenteuerlich sind. Grundlage ist ein Gutachten, das der Spitzenverband der Gesetzlichen Krankenkassen (GKV) in Auftrag gegeben hat [74].

Aber der Reihe nach:

„Ein aktuelles Gutachten des Forschungsinstituts Prognos im Auftrag des GKV-Spitzenverbandes belegt, dass die Einnahmen der Ärzte seit 2008 deutlich stärker gestiegen sind als die Kosten der Praxen."

Merkwürdig – auf der KV-Abrechnung unserer Landarztpraxis scheint diese Entwicklung vorbei gegangen zu sein. Trotz gleicher Patientenzahlen sinken die Zahlungen der Kassenärztlichen Vereinigung Jahr für Jahr.

„Denn große Teile der Kosten in Arztpraxen sind fix (z.B. Mieten und Personal). Diese fixen Kosten verändern sich nur mit der Zahl der Praxen. Sie erhöhen sich nicht mit der Zahl der erbrachten Leistungen, die im Übrigen weit weniger stark angestiegen sind, als bisher vermutet."

Wie meinen: Die Gehälter meiner Arzthelferinnen sind um zwischen 2008 und 2012 um 9.8% gestiegen (und damit auch Sozialabgaben und Krankenversicherung), die Miete ist indexmäßig (Änderung der Lebenshaltungskosten aller privaten Haushalte um 10%-Punkte Basis 2000) um 7.6% angehoben worden, der Ökotarif unserer Stadtwerke hat zu einer deutlichen Erhöhung der Strom- und Gaskosten geführt, die KV hat ihren Beitrag erhöht, der Diesel für meinen Praxiswagen hat sich von € 1.19 auf € 1.45 verteuert, die Berufs-Haftpflichtversicherung hat auch zugeschlagen, die Kosten für unsere Praxissoftware, ohne die keine KV-Abrechnung möglich ist, hat sich wesentlich erhöht (statt Werbung, die wir wegklicken konnten, erhalten wir nun überflüssige Hinweise, die wir wegdrücken müssen – also statt 1 Click nun 4 Clicks mit der Maus), die Kosten für die Computer-Umrüstung zum Einlesen der neuen eCard sind auch nicht spurlos an uns vorbeigegangen, usw. . . .

„Dementsprechend hat sich auch der durchschnittliche Überschuss je Arzt

---

[74] http://www.gkv-spitzenverband.de/presse/pressemitteilungen_und_statements/pressemitteilung_7105.jsp

allein aus der Versorgung von GKV-Versicherten von 105.000 Euro im Jahr 2007 auf 134.000 Euro im Jahr 2011 erhöht. Bezieht man die Einnahmen durch die Versorgung von privat Versicherten mit ein, erhöht sich der Reinertrag je Arzt im gleichen Zeitraum sogar auf 165.000 Euro."

Wann um Himmels Willen differenziert man endlich einmal zwischen *„Überschuss", „Einnahmen", „Reinertrag"*, usw.

„Sinkende Kosten je Leistung, eine bessere Auslastung der Praxen und andere Wirtschaftlichkeitsreserven in der vertragsärztlichen Versorgung gehören genauso auf den Verhandlungstisch wie Preise und Mengen", verlangt Johann-Magnus von Stackelberg, stv. Vorstandsvorsitzender des GKV-Spitzenverbandes. (...) Außerdem berücksichtigen sie Einsparungen durch höhere Auslastungen und organisatorischen Fortschritt."

Wie passend, dass Herr Johann-Magnus von Stackelberg pünktlich vor Beginn der Verhandlungen zum 01. Juli 2012 eine Gehaltserhöhung von € 10.000.- pro Jahr erhielt; sein Einkommen steigt damit auf € 235.000.- an, also real um 4,44% [75] (Frankfurter Allgemeinen Zeitung, 14.06.2012, Nr. 136, S. 18). Auch eine Art von Einsparungen, nur eben negative Einsparungen.

Aber ich übersetze mal die hier benutzten Floskeln:

GKV-Floskel ...	**... und was gemeint ist**
Sinkende Kosten je Leistung	weniger Geld pro Patient
eine bessere Auslastung der Praxen	mehr Patienten pro Zeiteinheit
andere Wirtschaftlichkeitsreserven in der vertragsärztlichen Versorgung	Etwas sprachschwurbelig für: da könnte es wohl vielleicht noch etwas geben, was wir (GKV) nicht wissen, worüber wir aber mal sprechen sollten – vielleicht verplappern sich ja die anderen ...
Preise	weniger Geld
Mengen	mehr Patienten
Organisatorischer Fortschritt	mehr Bürokratie, mehr Arbeit

[75] Frankfurter Allgemeinen Zeitung, 14.06.2012, Nr. 136, S. 18

So sollten die Arbeitgeber ver.di (vertreten durch Herrn Bsirske) gegenüber beim nächsten Mal auch argumentieren:

„Sinkende Kosten je Leistung, eine bessere Auslastung der Fabriken und andere Wirtschaftlichkeitsreserven in der Produktion gehören genauso auf den Verhandlungstisch wie Preise und Mengen. (...) Außerdem berücksichtigen sie Einsparungen durch höhere Auslastungen und organisatorischen Fortschritt."

Übersetzt heißt das:

- weil weniger Leute da sind, ist die Auslastung des Einzelnen höher;
- der *„organisatorische Fortschritt"* (Computer!) entlastet zudem die Mitarbeiter.

Darum nix Erhöhung, Gehaltskürzung ist angesagt!

ver.di würde – zu Recht – Sturm laufen! (und die Parteien gleich mit!): *„WENIGER Geld für MEHR Arbeit!? Habt ihr sie noch alle?"*

Aber unser oberster KBV-Chef Köhler hingegen sagt, dass es seit 2008 keine Anpassungen mehr gegeben habe!

11% für 4 Jahre, das sind 2,75% pro Jahr, wahrlich eine unverschämte Forderung [Ironie aus]!

Zum Vergleich ver.di: 2008 € 50.- und 3,1%, 2009 € 40.- und 2,8%, 2010 1,2%, 2011 Januar 0,6% plus einmal € 240.-, August 0,5%, 2012 ab März 3,5%, macht summa summarum 11,7% !!!

Ja okay, stimmt nicht ganz, denn da ist ja noch die Sache mit dem Zinseszins, den wir bei den ver.di-Prozenten der Einfachheit mal außen vorgelassen haben; diesen Zinseszins mitberücksichtigt wären es tatsächlich ca. 12.23% und mit den Einmalzahlungen ca. 14% Lohnzuwachs seit 2008.

Und die Arbeitnehmer, die ver.di vertritt, müssen die erhöhten Betriebskosten (Wasser, Strom, Gas, Öl, Versicherungen, Einrichtung, Werkzeuge etc.) ihrer Unternehmen nicht selbst tragen – im Gegensatz zu den Ärzten, die auch dafür geradestehen!

Letztendlich kommt dieses Gutachten nämlich zu nachfolgender Schlussfolgerung:

„Der zusätzlich erwirtschaftete Reinertrag der Ärztinnen und Ärzte ist somit zu einem Teil auf vermehrt erbrachte Leistungen zurückzuführen und stellt eine zusätzliche ‚Entlohnung' für diese Leistungen dar. Daran zeigt sich, dass es sachgerechter ist, die Neubewertung des Orientierungswertes an die Entwicklung des Reinertrags je Leistungspunkt zu knüpfen. Voraussetzung ist, dass die Ausdehnung der erbrachten Leistungsmenge auch auf eine höhere Nachfrage der Patientinnen und Patienten zurückzuführen ist, wovon im Modell ausgegangen wird."[76]

Mit anderen Worten (aus Sicht der Ärzte): Wenn die Patienten mehr Leistung von den Ärzten wollen (wovon das Gutachten ausgeht), so erhöht sich die zu erbringende Leistungsmenge der Ärzte – und das muss in Euro bezahlt werden und stellt so eine zusätzliche Euro-Entlohnung für die Ärzte dar.

Volkswirtschaftlich ist diese Einsicht ja schon fast revolutionär, so simpel ist sie: Wer mehr arbeitet, möchte mehr Geld haben.

Und jetzt dieselbe Passage (aus Sicht der Kassen): Wenn die Patienten mehr Leistung von den Ärzten wollen (wovon das Gutachten ausgeht), so erhöht sich die zu erbringende Leistungsmenge der Ärzte – und das muss in *„Micky-Maus-Punkten"* bezahlt werden und stellt so eine zusätzliche *„Micky-Maus-Punkte"*-Entlohnung für die Ärzte dar.

Und wenn man den Wert der *„Micky-Maus-Punkte"* absenkt, dann ist das ein Null-Summen-Spiel bei gleichzeitiger pro-Forma-Anerkennung der Mehrleistung der Ärzte.

Alles klar?

Wie viel Versichertengelder hat eigentlich das Pro-Gutachten von Pro-Gnos gekostet?

Ein Schelm, wer Arges dabei denkt.

---

76 http://www.gkv-spitzenverband.de/media/dokumente/presse/pressekonferenzen_gespraeche/2012_2/120809_prognos_gutachten/PK_20120809_Gutachten_Orientierungswert_Prognos_AG.pdf

Nachtrag:

Man stelle sich vor: nach der nächsten Tarifeinigung zwischen den öffentlichen Arbeitgebern und ver.di würde Spiegel-online als Überschrift wählen:

„Arbeitnehmer im öffentlichen Dienst erhalten 2 Milliarden mehr."

Das würde zunächst einmal für die Arbeitnehmer im Öffentlichen Dienst positiv klingen, negativ hingegen für diejenigen, die diese Milliarde erwirtschaften müssen. Und das sind wir alle!

Aber eine derartige Überschrift habe ich noch nie gelesen, wenn es um den Öffentlichen Dienst geht!

Stattdessen würden wir lesen: *„Arbeitnehmer im öffentlichen Dienst erhalten 0.9% mehr."*

Und das klingt dann weniger positiv für ver.di Mitglieder. Insbesondere, wenn man am selben Tage noch in Spiegel-online die Information erhält, die Inflationsrate sei auf 2% gestiegen. Hingegen würden wir Steuerzahler, die dieses Mehr von 0,9% erwirtschaften und bezahlen müssen, erleichtert sein.

Und so lautet die heutige Schlagzeile auf Spiegel-online [77]:

- *„Ärzte bekommen 270 Millionen mehr".*

Spiegel-online hätte auch schreiben können:

- *„Ärzte bekommen 0,9% mehr Honorar".*
- *„Ärztehonorar sinkt 2013 um real 1.1%".*
- *„Der ärztliche Punktwert wird von 3,5048 Cent auf 3,5363 Cent angehoben werden."*
- *„Im Jahr 2013 müssen Ärzte 0.9% mehr Geld an ihre Kassenärztlich Vereinigung abführen."*

Alle diese Schlagzeilen sind sachlich richtig – und schon merkwürdig manipulativ.

---

[77] http://www.spiegel.de/wirtschaft/soziales/aerzte-bekommen-270-millionen-euro-mehr-honorar-a-853031.html

Aber alle diese Schlagzeilen mit ihren unterschiedlichen Informationsgehalten sagen dasselbe aus: Unsere Ärztevertreter und die Krankenkassen haben sich heute geeinigt. Es war das Ergebnis des üblichen *„Backe-Backe-Kuchen"*-Spiels:

- Die Kassen wollten den Punktwert von 3.5 Cent auf 3.25 Cent (also rund 7%) senken – was absolut illusorisch war.
- Die Kassenärztliche Bundesvereinigung wollte 3.5 Milliarden (also rund 12%) mehr – was noch etwas unrealistischer war als die Forderung der Krankenkassen.

Jedem Beteiligten und Unbeteiligten war klar, dass ein Kompromiss in der Mitte liegen muss – so wie bei jeder üblichen Verhandlung, bei der die Verhandlungsparteien die Tarifmuskeln spielen lassen.

Ein guter Kompromiss hätte also bei ca. 2,5 % liegen müssen.

Liegt er aber nicht.

Und somit wird nicht einmal die Inflationsrate ausgeglichen.

Die liegt nämlich zur Zeit bei 2%.

Fazit: Ärztliche Leistung wird billiger – obwohl die Ärzte mehr Honorar bekommen.

Der Vertreter der Krankenkassen verließ die Sitzung daher mit den Worten: *„(...) eine vernünftige Lösung, die den Interessen beider Seiten entgegen kommt."*

Das sehen die Vertreter der Kassenärztlichen Bundesvereinigung laut Spiegel-online natürlich ganz anders:

„Die Ärztevertreter gaben sich dagegen unzufrieden: ‚Seit 2008 wurden Kostensteigerungen und Inflation nicht berücksichtigt', sagte KBV-Chef Andreas Köhler. ‚Die Stimmung in der Ärzteschaft ist hochexplosiv.' An diesem Samstag kommen Hunderte Ärztevertreter aus ganz Deutschland zu einer Sonderversammlung bei der KBV in Berlin zusammen, um über mögliche Konsequenzen zu beraten."

Ach ja – nur so zur Erinnerung: das Urteil des Bundessozialgerichtes vom 25.08.1999 (B 6 KA 14/98 R) ging noch davon aus, dass der Punktwert 10 Pfennig (entsprechend heute 5,11 Cent) beträgt.

Bei diesem eher bescheidenen Ergebnis der hochbezahlten KV-Funktionäre kann ich mir gut vorstellen, dass die Stimmung explosiv sein wird.

Vielleicht werden die Funktionäre sogar abgewählt – quasi als Konsequenz.

Denn wer so hohe Erwartungen weckt wie der KBV-Vorsitzende mit einer ehrgeizigen Forderung von fast 11% und nicht einmal 1% liefert, der muss sich nicht wundern, dass er nun maßlose Enttäuschungen erntet.

Vielleicht gibt es auch wieder einmal einen Streikaufruf – das lenkt dann von eigentlichen Problemen ab.

Sonderversammlungen sind für viele Überraschungen gut …

Denn eigentlich geht es bei dem *„Backe-Backe-Kuchen"*-Spiel um die Frage: Was machen die Krankenkassen eigentlich mit ihrem Kuchen von zur Zeit über 20 Milliarden Euro (Stand 30. August 2012) an Reserven?

Na ja, einen Teil des Kuchens konnte man ja schon ausgeben für die satte Gehaltserhöhung des Vorstandes des Spitzenverbands der gesetzlichen Krankenversicherung (GKV).

Zur Erinnerung: Nach einem Bericht der *„Frankfurter Allgemeinen Zeitung"* (FAZ 14.06.2012 [78]), verdienen Verbandschefin Doris Pfeiffer sowie ihre beiden Stellvertreter Johann-Magnus von Stackelberg und Gernot Kiefer ab 1. Juli € 10.000.- mehr im Jahr. Den Angaben zufolge steigt Pfeiffers Jahresgehalt auf € 240.000.-, von Stackelberg und Kiefer bekommen 235.000 beziehungsweise 225.000 Euro.

Das sind 4,4% mehr Gehalt für die Verhandlungsführer der GKV!

Ein Schelm, wer Arges dabei denkt.

[78] 14.06.2012, Nr. 136, S. 18

LANR

Die *„Lebenslange Arztnummer"*, kurz LANR genannt, ist eine neunstellige Nummer, die die zuständige Kassenärztliche Vereinigung bundesweit an jeden Arzt vergibt, der an der vertragsärztlichen Versorgung teilnimmt. Über die LANR wird zum Beispiel im Rahmen der Abrechnung der Arztfall identifiziert und Genehmigungen zur Erbringung personengebundener qualitätsgesicherter Leistungen gesteuert.

Aber wenn jemand glaubt, die Vergabe der *„Lebenslangen Arztnummer"* sei einfach, der hat die Rechnung ohne die KBV gemacht bzw. deren Technische Anlage nicht gelesen. Hier wird auf 79 (!) Seiten erklärt, wie das alles abzulaufen hat, wie die *„Lebenslange Arztnummer"* vergeben und errechnet wird und was man sonst noch alles damit machen kann. [79]

Die LANR hat 9 Stellen:

- 6 Stellen identifizieren lebenslang (!!!) und eindeutig (!!!) den Arzt (Ziffern 1 - 6)
- 1 Stelle ist Prüfziffer (Ziffer 7)
- 2 Stellen für den Fachgruppenschlüssel, der nach Versorgungsbereichen, Fachgebieten und Schwerpunkten unterscheidet (Ziffern 8 – 9).

Bezüglich der Ziffer 7 muss man doch tatsächlich noch einmal sein höheres mathematisches Wissen hervorholen, um nachfolgende Sprachschwurbel zu verstehen. Auf Seite 79 der obigen Technischen Anleitung wird dann auch das Modulo-Verfahren erklärt.

„Die Prüfziffer (Ziffer 7) wird mit dem Modulo-10-Verfahren über die Stellen 1 – 6 der Arztnummer wie folgt berechnet: Die ersten sechs Stellen werden von links beginnend abwechselnd mit 4 und 9 multipliziert. Die Summe dieser Produkte wird Modulo 10 dividiert. Die Differenz des Ergebnisses dieser Modulo-Division zu 10 ergibt die Prüfziffer (ist die Differenz 10, ist die Prüfziffer 0)."

Alles klar? Dann viel Spaß beim Rechnen!

---

[79] http://www.gkv-datenaustausch.de/upload/20111201_TA1_15.pdf

Orwells Buch *„1984“* war als Bettlektüre spannender und die Nummer wesentlich kürzer.

Aber immerhin habe ich Ihnen die ersten 7 Ziffern erklärt.

In der Richtlinie der Kassenärztlichen Bundesvereinigung zur Vergabe der Arzt- und Betriebsstättennummer heißt es dann auch unter § 4 [80]

„§4

Die Arztnummer wird von der Kassenärztlichen Vereinigung vergeben, in deren Bereich der Arzt – unberührt von seinem Status – erstmals im Rahmen der vertragsärztlichen Versorgung tätig wird. Bei Änderungen des Versorgungsbereichs, der Fachgruppe oder des Schwerpunkts vergibt die kassenärztliche Vereinigung, in der die Tätigkeit ausgeübt wird, die Ziffern acht und neun neu.“

Damit ist die Sache mit der *„Lebenslange Arztnummer“* geregelt.

Eigentlich.

Nun gut – die Ziffern 8 und 9 können geändert werden, wenn zum Beispiel aus einem Gynäkologen ein Orthopäde wird – aber nur die letzten beiden Ziffern. Und das macht vielleicht sogar Sinn!

Soweit – so klar !?

Oder auch nicht !

Wie der Name schon sagt, gilt diese mir von meiner lieben KV zugeteilten Nummer lebenslang. Wörtlich übersetzt: so lang wie das Leben eben ist.

Es ist meine persönliche Nummer – und niemand kann sie mir streitig machten! Sie ist mein! Keiner kann sie mir nehmen!

Eigentlich logisch.

Medizinisch jedenfalls nachvollziehbar: Bis das der Tod mich von meiner *„Lebenslangen Arztnummer“* scheidet.

---

80 http://www.kbv.de/themen/12315.html

Aber was bedeutet heute schon *„lebenslang"*?

Im deutschen Strafrecht jedenfalls versteht man unter einer lebenslangen Freiheitsstrafe einen Freiheitsentzug auf unbestimmte Zeit – mindestens aber 15 Jahre. Danach kann der Strafrest zur Bewährung ausgesetzt werden (§ 57a StGB).

Mit anderen Worten: hier bedeutet *„lebenslang"* also nicht lebens-lang.

Und so verwundert es mich am heutigen Tage auch nicht, dass ich eine zweite, vollkommen neue, zusätzliche und andere *„Lebenslange Arztnummer"* erhielt.

Nun gut – ich arbeitete nebenbei noch als Palliativarzt – aber dass ich hierfür eine komplett neue *„Lebenslange Arztnummer"* erhielt, kann ich nicht nachvollziehen. Immerhin ist dieses leicht zu merken:

999999900

Was mich aber nun wirklich erbost: Diese zusätzliche *„Lebenslange Arztnummer"* gehört nicht mir alleine.

Sie ist nicht mein Eigentum.

Sie ist auch nicht in meinem alleinigen Besitz.

Ich muss diese *„Lebenslange Arztnummer"* mit anderen Ärzten teilen

Also fassen wir zusammen:

- Ich besitze zwei vollkommen unterschiedliche *„Lebenslange Arztnummern"*, was das Gesetz nicht vorsieht.
- Ich muss mir meine neue (zweite) *„Lebenslange Arztnummer"* mit anderen Kollegen und Kolleginnen teilen, was das Gesetz ebenfalls nicht vorsieht.

Dabei war es doch das erklärte Ziel des Gesetzes, eine eindeutige Identifizierung des Arztes über die *„Lebenslange Arztnummer"* zu gewährleisten.

Irgendwie ist das alles nicht logisch!

Ein Schelm, wer Arges dabei denkt!

Patientenquittung

Ein alter Hut wird neu erfunden: die Patientenquittung. [81] Sie ist genauso alt wie pseudo-interessant, aber die Schlagzeile in der heutigen Rheinischen Post.

Zwei interessanteste Fragen zu diesem Thema:

1. Was steht auf der Quittung?

   Auf der Patientenquittung stehen die Leistungen, die Ihr Arzt erbracht hat und was er abrechnen darf.

   Wer nun glaubt, er erfährt endlich, was sein Doktor so verdient, wird bitter von der AOK enttäuscht. Was der Patient erfährt sind:

   - Datum der Untersuchung,
   - die Abrechnungsziffer und
   - eine Kurzbeschreibung der Untersuchung (was nicht anderes bedeutet als die der Abrechnungsziffer hinterlegten Textpassage).

   Zwar steht dann oben noch ein ausgewiesener *„Betrag"* – aber es bleibt für alle Beteiligten unklar, was hiermit ausgedrückt werden soll:

   - Der Patient glaubt, das habe der Arzt an ihm und seiner Krankheit verdient.
   - Die AOK weiß, dass es sich hier um ein (un)lustiges Ratespiel handelt, da diese Zahlen frühestens (!!!) fünf Monate nach Erstellung der Abrechnung (also 5 Monate nach Ende des jeweiligen Quartals, nicht der Behandlung) näherungsweise errechnet werden können – aber eben nicht individuell für Sie als Patient und Ihren Arzt.
   - Der Arzt erfährt, was er eigentlich hätte verdienen sollen – und staunt, wie viel er davon auf seiner Abrechnung tatsächlich wiederfindet.

[81] http://www.rp-online.de/wirtschaft/finanzen/neuer-durchblick-bei-arztkosten-1.2957095

- Die Kassenärztliche Vereinigung Nordrhein führt höchstvorsorglich schon in dem Artikel an: *„Die Summe, die als Abrechnungsbetrag angegeben wird, entspricht nicht dem tatsächlichen Honorar der Ärzte', sagt ein Sprecher. Sie erhalten nach einem komplizierten Verfahren Fallpauschalen."* Und – liebe KV – wo ist Euer Protest gegen diesen Nonsens?
- Und ich frage mich, was soll das Ganze. Wir haben doch das *„Regelleistungsvolumen";* und dieses beträgt pro Patient im III. Quartal 2012 € 36,18. Überschreitende Leistungen werden abgestaffelt vergütet, auf etwa 10 Prozent ihres Gebührenordnungswertes.

Na ja, vermutlich läuft alles darauf hinaus, man muss mal wieder in den Medien erscheinen!

2. Wofür brauche ich diese Quittung eigentlich?

Die Antwort auf diese Frage bleiben uns die Beteiligten schuldig. *„Das bemängelt auch Wolfram-Arnim Candidus, Vorstand der Deutschen Gesellschaft für Versicherte und Patienten: „Die meisten Patienten verstehen doch gar nicht, was da genau abgerechnet wird', sagt er. (...) Um wirklich mündig zu agieren, wäre es für die Patienten wichtig, zu wissen, wie teuer die Behandlungen sind', sagt Candidus. Denn nur so könnten sie entscheiden, ob bestimmte Behandlungen oder Diagnos tiken wirklich nötig sind."*

Da wundert es dann weniger, wenn wir in dem RP-Artikel lesen: *„Innerhalb einer Woche haben sich fast 1500 Kunden für einen neuen Service der AOK Rheinland/Hamburg registriert – bezogen auf 2,9 Millionen Versicherte in NRW. Patienten können seit Anfang August ihre Arztabrechnungen im Internet einsehen."*

Bei diesem rasanten Tempo des Interesses dauert es nur 1933 Wochen oder 37.2 Jahre, bis endlich alle AOK-Versicherten Ihre Patientenquittung eingesehen haben.

Hoffentlich ist der AOK-Server für diese massive außerplanmäßige Belastung ausgelegt.

Ein Schelm, wer Arges dabei denkt.

Scott McKenzie

19. August 2012

Ja, Scott McKenzie.

Der Sänger von *„San Francisco (wear flowers in your hair)"*.

Leblos aufgefunden, allein in seiner Wohnung, ein einsamer Rentner des Showgeschäfts. Gestorben, an einer hinterhältigen Nervenkrankheit.

Der Mann, der in seinem Song *„San Francisco"* meinte, seine Generation habe *„eine neue Erklärung"* und werde alles anders machen, stirbt einen ganz gewöhnlichen, traurigen Tod.

Was war das für eine Zeit: 1967, als er dieses Lied sang:

Die Beatles nehmen im Studio *„All You Need Is Love"* auf.

„California Dreaming" wird zum Welthit.

Jungens tragen Paisley-Hemden und Glocken um den Hals herum, die Mädchen wehende Kleider.

Beide stecken sich Blumen ins Haar, zünden Räucherstäbchen an.

Sex & Drugs erweitern das Bewusstsein und machen träge und weltfremd.

Vietnam ist weit weg, der Rock 'n' Roll ist tot.

Wenn du nach San Francisco gehst,
trage Blumen in deinem Haar.
Wenn du nach San Francisco gehst,
wirst du einige sanftmütige Leute treffen.

In der ganzen Nation herrscht so eine starke Schwingung
Die Leute sind in Bewegung – Da ist eine ganze Generation
Mit einer neuen Erklärung – Die Leute sind Bewegung
Die Leute sind in Bewegung.

Damals waren die Menschen in Bewegung –
heute verliert, wer etwas bewegen oder verändern will.

Rest in Peace – Scott McKenzie

Compliance

Man stelle sich vor – ein geplanter netter Abend zu zweit, ein nettes Abendessen, Kerzenlicht, ein Gläschen Wein ... – oder soll es lieber ein netter Abend in der Disco werden ... ?

Aber bevor der Liebhaber in spe sein Geld investiert, schaut er noch mal schnell versteckt auf sein Smartphone, ob die Herzallerliebste auch die Pille genommen hat.

Phantasie?

Auf jeden Fall hätte in unserem Fall der Blick auf das Handy den Liebhaber in spe vor einer Fehlinvestition bewahrt; denn die Auserwählte war nicht *„compliant"* ...

Sie hat vergessen, die Pille zu nehmen ...

In der Medizin spricht man von Compliance des Patienten als Oberbegriff für dessen kooperatives Verhalten im Rahmen der Therapie. Der Begriff kann mit „Therapietreue" wiedergegeben werden. Gute Compliance entspricht konsequentem Befolgen der ärztlichen Ratschläge. Laut Weltgesundheitsorganisation (WHO) erreichen aber nur 50 % der Patienten eine gute Compliance. [82]

Besonders wichtig ist die Compliance bei chronisch Kranken in Bezug auf die Einnahme von Medikamenten, das Befolgen einer Diät oder die Veränderung des Lebensstils.

Eigentlich ist das einleuchtend – und viele teure Programme zielen darauf ab, dass der chronisch kranke Patient seine Medikamente rechtzeitig und regelmäßig nimmt. Beispiele sind die für viel Geld initiierten DMPs (Disease-Management-Programme, also konkrete vorgegebenen Programme zur Behandlung der Erkrankung), oder aber auch die pharmazeutische Entwicklung von sogenannten Retard-Formulierungen, so dass der Patient nur noch eine Tablette pro Tag nehmen muss statt bisher 2 oder mehr Tabletten. Auch Kombinationsarzneimittel gehören dazu.

---

[82] http://www.who.int/chp/knowledge/publications/adherence_report/en/

Nun gibt es etwas neues, dem *„App"* sei Dank! [83]

Ein kleiner Chip, in eine Pille integriert, soll Ärzte und Pfleger darüber informieren, ob ein Patient seine Medikamente wie verschrieben einnimmt. Die US-Behörde FDA hat ein solches System erstmals zugelassen.

Der Einnehm-Chip ist etwa so groß wie ein Sandkorn und besteht aus Magnesium und Kupfer. Kommt der Chip mit den Magensäften in Berührung, erzeugt der Chip ein elektrisches Signal, das mit einer Pflaster-Antenne empfangen wird – und mit einem elektronischen Gerät ausgewertet werden kann.

Genial!

Das Compliance-Problem ist gelöst!

Sollte man glauben …

Aber schon gibt es die ersten *„Experten"* und *„Kritiker"* der Methode, obwohl die amerikanische Arzneimittelzulassungsbehörde FDA dieses Produkt gerade erst zugelassen hat – und es noch gar nicht im Handel ist.

Zwei wesentliche Kritikpunkte zeichnen sich ab:

1. Wie kann ich das System (und damit meinen Arzt) überlisten?

   Das neue medizinische System ist noch nicht auf dem Markt – aber schon werden Fragen diskutiert wie:

   Was passiert, wenn ich die Tablette in Cola auflöse?

   Oder doch besser in Zitronensaft?

   Wie ist in einem solchen Fall die Signalübermittlung an die Pflaster-Antenne?

   Und: Funktioniert das auch bei dem treuesten Freund des Menschen? Nein, nicht die Krankenkasse ist der treueste Freund – sondern der eigene Hund! Mit anderen Worten: Pflaster auf Hund kleben (klebt das auch auf dem Fell, oder Hund erst rasieren?) – Pille ins Fressen – dann mit Handy warten, ob das Funkpflaster irgendwelche Signale auf das Handy überträgt … und … und …

---

[83] http://www.spiegel.de/gesundheit/diagnose/digitale-pille-pillen-senden-aus-dem-magen-ein-signal-a-850402.html

2. Die Patienten-Autonomie ist in Gefahr!

   „Die moderne Medizin geht von einem autonomen Patienten aus, der das Recht hat, frei zu entscheiden", sagt Dr. Daniel Grandt, Chefarzt der Klinik für Innere Medizin am Klinikum Saarbrücken und im Vorstand der Arzneimittelkommission der Deutschen Ärzteschaft.

   Dieser Aussage ist bedingungslos zuzustimmen.

   Aber es darf die Frage gestattet sein: Muss die Versichertengemeinschaft diese Autonomie finanzieren?

Nun ja – immerhin wissen Sie nun, warum heute so viele junge Männer in der Diskothek auf ihr Smartphone starren, wenn sie durch die Disco in Richtung Theke gehen.

Ein Schelm, wer Arges dabei denkt.

Qualität oder Wirtschaftlichkeit

Manchmal ist es erschreckend, wie selbst das Nachrichtenmagazin Spiegel-online Wunsch und Wirklichkeit verwechselt, wenn dort geschrieben steht:

„Die Krankenkassen sind sich einig: Patienten können nicht immer darauf vertrauen, die bestmögliche Behandlung zu erhalten.“ [84]

Das mag Sie, lieber Leser und Patient, überraschen: aber Ihre Krankenkasse darf Ihrem Arzt *„die bestmögliche Behandlung“* nicht bezahlen!

Und wenn ich etwas nicht bezahlen darf, so brauche ich mich nicht zu wundern, dass ich es (für meine Versicherten, also Sie) nicht bekomme.

Daher haben Sie als Patient aus Sicht Ihrer Krankenkasse keinen Anspruch auf *„die bestmögliche Behandlung“*.

Dass sich die Krankenkassen darüber einig sind, mag nun wirklich niemanden überraschen – außer den Spiegel-online Redakteur.

Und das ist schon fast peinlich.

Ein Jurist würde sagen: *„Ein Blick in das Gesetz erleichtert die Rechtsfindung“*, und dieser § 12 Absatz 1 des Sozialgesetzbuchen V hat es in sich. Es lohnt sich, ihn genauer anzuschauen:

> *§ 12 Wirtschaftlichkeitsgebot*
>
> *(1) Die Leistungen müssen ausreichend, zweckmäßig und wirtschaftlich sein; sie dürfen das Maß des Notwendigen nicht überschreiten. Leistungen, die nicht notwendig oder unwirtschaftlich sind, können Versicherte nicht beanspruchen, dürfen die Leistungserbringer nicht bewirken und die Krankenkassen nicht bewilligen.*

[84] http://www.spiegel.de/gesundheit/diagnose/qualitaet-von-krankenhaeusern-krankenkassen-fordern-mehr-transparenz-a-851454.html

Wir Ärzte sind verpflichtet, nach diesem sogenannten WANZ-Prinzip zu arbeiten und zu verordnen. Und Ihre Krankenkasse ist verpflichtet, Ihre Behandlung entsprechend dieses Paragraphen zu organisieren. Das bedeutet konkret:

- **W**irtschaftlich
- **A**usreichend
- **N**otwendig
- **Z**weckmäßig

Dies ist die Definition des Leistungskataloges der Gesetzlichen Krankenkassen laut §12 Abs. 1 SGB V, nach dem sich jeder Arzt, der mit einer gesetzlichen Krankenkasse abrechnen will, zu richten hat. Tut Ihr Arzt es nicht, haftet er persönlich (oder das Krankenhaus, in dem er arbeitet) für die Abweichung in Form eines Regresses.

Was bedeutet das für den niedergelassenen Kassenarzt in der täglichen Routine. Nehmen wir als Beispiel den 61-jährigen männlichen Patienten, 168 cm groß, 103 kg und ein Nüchtern-Blutzucker von 133 mg%; zudem war er hinsichtlich des HbA1c der Champion des Monats mit 12,3% (normal unter 6%).

- Die Diagnose *„Diabetes mellitus Typ II“* fällt nicht schwer. Auch ergibt sich aus den vorhandenen Laborbefunden, dass eine Behandlung dieses Patienten unzweifelhaft *„notwendig“* ist.

- Es stellt sich nun die Frage nach der *„Zweckmäßigkeit“* einer Therapie. Mehrere Optionen stehen hier für eine zweckmäßige Therapie zur Verfügung:

  - Abnehmen
  - Tabletten (wie z.B. Metformin) einnehmen oder
  - Insulin spritzen.

  Alle 3 Therapien sind wissenschaftlich anerkannt und bei Diabetes mellitus Typ II wirksam. Man kann daher diese drei Therapie-Optionen als zweckmäßig betrachten.

- *„Wirtschaftlich“* wäre sicherlich zunächst eine kalorienreduzierte Diät mit dem Ziel einer Gewichtsreduzierung auf dauerhaft unter 70 kg. Bei dieser Gelegenheit würden auch der Hypertonus und die Rückenprobleme mitbehandelt. Vermutlich würde auch die Kurzatmigkeit bei Belastung positiv beeinflusst.

  Diese Therapie würde der Krankenkasse kein Geld kosten – im Gegenteil, sie würde der Krankenkasse sogar Geld sparen durch Vermeidung von medikamentösen Therapien

  - des Bluthochdruckes und der Herzinsuffizienz mit Ramipril,
  - der Behandlung der chronischen Rückenschmerzen mit Schmerzmitteln wie Ibuprofen 3 x 600 mg und
  - des notwendigen Magenschutzes mit Pantoprazol 40 mg abends.

- Jeder Patient hat Anspruch auf eine *„ausreichende“* Behandlung. Aber was bedeutet das konkret?

  Eine antidiabetische Therapie soll den Blutzucker auf ein normales Niveau senken. Die Kassen sind jedoch nur zu einer *„ausreichenden“* Versorgung verpflichtet.

  Sie erinnern sich noch an Ihre Schulzeit?

  In der Schule ist *„ausreichend“* die *„Note 4“*.

  Aus diesem Grund dürften die Kosten einer anderen Therapie als *„Abspecken“* durch die Solidargemeinschaft nicht mehr getragen werden, nicht einmal die Teststreifen für den Blutzuckerselbsttest dürften in vollem Umfang übernommen werden.

  Erst wenn eine derartige Therapie versagen würde, hätte der Patient gemäß §12 SGB V Anrecht auf eine andere, ggf. zusätzliche Therapie.

Mit anderen Worten: Jeder Arzt, der einen älteren übergewichtigen Patienten mit Diabetes mellitus Typ II (*„Alters-Diabetes“*) anders als mit der Rückführung zu dessen Normal- (oder Ideal-)Gewicht behandelt, setzt sich einer Regressgefahr aus. Erst wenn der Patient sein Zielgewicht erreicht hat und immer noch seinen Diabetes hat, dürfte er ihn medikamentös (mit Tabletten und/oder Insulin) behandeln.

- Was bedeutet das für Sie als Patient?

  Es ist erstaunlich, dass die Krankenkassen diesen Paragrafen noch nicht als zusätzliche Einnahmequelle voll erschlossen haben. Dabei ist dies im Rahmen des sogenannten DMP (Disease-Management-Program) sehr leicht zu überwachen. Die durch das DMP erhobenen Daten des Patienten sind direkt der Krankenkasse zugänglich. Auch hier sind bei Nichterreichung der gesteckten (Gewichts-)Ziele eine Art Mahnschreiben direkt an den Versicherten denkbar – und so etwas hatten wir schon einmal bei der Einführung der DMPs. Alles weitere bleibt noch der Phantasie überlassen

- Was bedeutet das für mich als Arzt?

  Hier ist alles einfach: §12 SGB V setzt die Grenzen der kassenärztlichen Tätigkeit. Wirtschaftlich, (gerade noch) ausreichend, (unvermeidbar) notwendig, zweckmäßig. Das RLV übersetzt WANZ mit Hilfe des €-EBM in konkrete Euro-Beträge. Wenn ich als Arzt das mir zugestandene RLV überschreite, dann handelt es sich um eine *"unangemessene Ausweitung der kassenärztlichen Tätigkeit"*.

  So steht es im Gesetz.

Im Klartext: Wenn also das RLV erhöht oder abgesenkt wird, dann geht es also im Prinzip nicht (!) um mein ärztliches *„Honorar“* als Kassenarzt. Es geht einzig und allein darum, wie viel medizinische Versorgung ich meinen Patienten kassenärztlich zukommen lassen darf.

Oder mit anderen Worten: Das Regelleistungsvolumen ist der Betrag, den Ihnen Ihre Krankenkasse im Quartal spendiert.

Ein Schelm, wer Arges dabei denkt!

Rabatt von 2,50 Euro wettbewerbswidrig !

Ich habe eine sehr hohe Achtung vor unseren Gerichten; aber manche Urteile verstehe ich nicht.

Dies betrifft das heute gefällte Urteil über mögliche Preisnachlässe von Arzneimitteln, wenn ein Patient diese im Ausland über eine Internet-Apotheke kauft.[85]

Entscheiden musste der Gemeinsame Senat der obersten Gerichtshöfe des Bundes: *„Weil das Bundessozialgericht in Kassel Preisnachlässe der europäischen Versandapotheken in Form von Boni für zulässig hält, der Bundesgerichtshof (BGH) in Karlsruhe aber nicht (...) – zuletzt hatte der Gemeinsame Senat 1986 mündlich verhandelt."*

Um was ging es bei diesem höchst-richterlichen Urteil?

„Nach dem deutschen Arzneimittelrecht müssen alle deutschen Apotheken rezeptpflichtige Arzneimittel zum selben Preis verkaufen. Rabatte oder Bonussysteme sind – zum Schutz der Patienten, wie es heißt – verboten."

Es sei an dieser Stelle die ketzerische Frage erlaubt: Warum eigentlich?

Wo ist das Schutzinteresse des Patienten, der insbesondere auch die Schutzinteressen seiner Geldbörse wahrnimmt?

Da klingt es schon verlockend, wenn eine holländische Apotheke mindestens € 2.50 bis maximal € 15.- pro Packung als Bonus bei Bestellungen anbietet.

Aber im Sinne der deutschen „sozialen Marktwirtschaft" darf diese holländische Apotheke dies nicht mehr tun.

Also, ich persönlich halte diese Entscheidung nicht für *„sozial";* denn es verteuert die Medikamentenkosten für den Patienten. Und mit *„Marktwirtschaft"* hat diese Entscheidung meiner Meinung nach auch nichts zu tun.

„Aus Sicht der klagenden Inlandsapotheke und des BGH sind die Boni wettbewerbswidrig, weil sie die Entscheidungsfreiheit des Verbrauchers unangemessen beeinflussen."

---

[85] http://www.spiegel.de/wissenschaft/medizin/online-apotheken-duerfen-keinen-rabatt-gewaehren-entschied-gericht-a-851563.html

Ich übersetze das einmal als Frage, die sich jeder selbst beantworten muss:

- Weil der identische Diesel in den Niederlanden pro Liter ca. 10 Cent preiswerter ist als in Deutschland, wird meine Entscheidungsfindung als Verbraucher – dort zu tanken – unangemessen beeinflusst?
- Weil der identische Kaffee in Holland pro Pfund ca. 30 Cent billiger ist als in Deutschland, wird meine Entscheidungsfindung als Verbraucher – den Kaffee dort zu kaufen – unangemessen beeinflusst?
- Weil Antibaby-Pillen in Holland weniger als die Hälfte kosten im Vergleich zu Deutschland, wird die Entscheidungsfindung junger Frauen, ihre Pille in Holland zu kaufen, unangemessen beeinflusst?

Verstehen Sie das?

Ich nicht!

Jedoch: es gibt einen kleinen Lichtblick, den die Apotheker nicht so in den Vordergrund stellen wollten – aber in dem Urteil nachzulesen ist:

Mit diesem Bonussystem der holländischen Apotheke *„werde das deutsche Arzneimittelrecht verletzt, das nur sehr geringfügige Nachlässe auf Festpreise für verschreibungspflichtige Arzneimittel erlaubt – in einer Höhe von bis zu einem Euro.“*

Immerhin …

Vielleicht sollte man als Patient beim nächsten Besuch in einer (deutschen) Apotheke einmal danach fragen …

Ein Schelm, wer Arges dabei denkt!

Off-Label

Kinderärzte sind die Ärzte mit dem höchsten Selbst-Gefährdungspotential; denn die meisten Arzneimittel, die sie verschreiben, sind für Kinder nicht zugelassen.

Jedes Medikament bekommt im Rahmen seiner Zulassung mehrere wesentliche Spezifikationen als sogenanntes *„Label"* zugeteilt, insbesondere:

- Dosis (wie viel) und Dosierung (wie oft)
- Indikation(en)
- Anwendungsbeschränkung(en) (z.B. Alter)

Dass Kinder keine *„kleinen Erwachsenen"* sind, hat sich mittlerer Weile sogar bis zur Politik durchgesprochen – und viele Initiativen wurden initiiert, um die Problematik zu lösen. Aber Versäumtes kann man nicht von jetzt auf gleich nachholen. Und so müssen Kinderärzte auch weiterhin *„off-Label"*, also außerhalb der behördlichen Zulassung, therapieren.

Wird aber *„off-Label"* therapiert, also ein Medikament außerhalb der Zulassung eingesetzt, so setzt sich der Arzt massiven Regressproblemen aus.

Und wer will schon seine Praxis für einen Tag schließen, nur um sich im Rahmen eines sogenannten „kollegialen Gespräches" anzuhören, dass das aber so nicht ginge und man die Kosten der verordneten Arznei nun selber zu tragen habe. Insbesondere in der Onkologie ging das schnell in 5-stellige Beträge.

Zwar hat das Bundessozialgericht 2002 eine Rechtsgrundlage für den *„Off-Label-Use"* geschaffen und wenig später erweitert – doch das Korsett ist eng und etwas kratzig. Aktuell ist Voraussetzung *"eine nicht ganz fern liegende Aussicht auf Heilung oder wenigstens auf eine spürbare positive Einwirkung auf den Krankheitsverlauf"*.

Mit anderen Worten: der Arzt muss vor der Behandlung den Erfolg einer Off-Label-Therapie nicht nur abstrakt, sondern individuell hinsichtlich der Chancen und Risiken abwägen.

Na dann viel Spaß mit der KV, der Ärztekammer und der eigenen Haftpflichtversicherung, wenn die Abwägung zu abstrakt war und nicht so eintraf, wie erhofft.

Dass sich mit der Rechtsprechung des Bundessozialgerichtes allerdings auch ein Geschäft machen lässt – darauf muss man erst einmal kommen. Und das geht so [86]:

Die AOK schließt einen Vertrag mit der QM Baden-Württemberg (QMBW). Beitrittsberechtigt sind entsprechend qualifizierte Augenärzte.

Bemerkenswert an dem Vertrag ist ein Bonus-System, das als *„Rationaler Pharmakotherapiezuschlag je IVOM (Intravitreale Medikamentenapplikation)"* bezeichnet wird.

Dazu haben die Augenärzte Auswahlmöglichkeiten unter verschiedenen Arzneimitteln im *„On-Label"*-Use (Einsatz des Medikamentes entsprechend der Zulassung des Bundesinstitutes für Arzneimittel und Medizinprodukte, BfArM) oder im *„Off-Label"*-Use (Einsatz des Medikamentes außerhalb der BfArM-Zulassung).

„Das Ergebnis ist frappierend: Setzt ein Augenarzt nur Präparate mit arzneimittelrechtlich zugelassener Indikation ein, dann ist sein Bonus Null. Nur bei massivem Off-Label-Use - die Untergrenze liegt bei knapp 80 Prozent - wird die Gewinnschwelle erreicht. Dann allerdings erreicht der Bonus in Abhängigkeit von Fallzahl und Off-Label-Anteil Größenordnungen, die auch standhafte Naturen beeindrucken können. (...) *Wer 100 Injektionen durchführt und dabei zu 80 Prozent Avastin®* [Anmerkung: Off-Label] *verwendet, kommt auf einen Bonus von 12.000 Euro. Bei 90 Prozent Off-Label-Anteil sind es schon 60.000 Euro, bei 100 Prozent 84.000 Euro."*

Also – noch einmal im Klartext:

- Der Arzt erhält von der AOK dafür Geld, dass er ein Medikament für eine Indikation einsetzt, für das es nicht zugelassen ist.
- Vorher muss der Arzt den Patienten aber noch überreden, dass sich dieser einer solchen *„Off-Label"*-Therapie unterzieht und auf eine ihm zustehende *„On-Label"*-Therapie verzichtet.
- Wenn der Arzt jeweils 9 von 10 Patienten zu einer Therapie mit dem für diese Indikation nicht-zugelassenen Medikament überredet hat, erhält er einen Bonus 60.000 Euro, ausgezahlt von einer gesetzlichen Krankenversicherung.

---

[86] http://www.aerztezeitung.de/politik_gesellschaft/medizinethik/article/820209/off-label-use-amd-aufsicht-drueckt-beide-augen.html

Der Patient dagegen hat von der Entscheidung für das nicht zugelassene *Avastin*® [Anmerkung: Off-Label] keinen Vorteil – im Gegenteil: Er verzichtet auf die Produkthaftung des Herstellers.

Einen Hinweis auf diesen schwerwiegenden Nachteil und auf die Bonus-Regelung sucht man in der vorgeschriebenen Muster-Einwilligungserklärung der AOK allerdings vergeblich.

Unklar bleibt für den Patienten auch, warum er eigentlich an diesem Vertrag teilnehmen soll. An keiner Stelle erfährt der Patient, dass er mit seiner Unterschrift einwilligt (!), mit einem nicht-zugelassenen Medikament (*„off-Label"*) behandelt zu werden. Das Problem wird in dem AOK-Merkblat und in der AOK-Einwilligungserklärung nebulös mit dem Satz abgehandelt: *„Ja, ich wurde von meinem Arzt über die verschiedenen Therapiemöglichkeiten aufgeklärt."*.[87]

Spannnend und daher unbedingt lesenswert sind insbesondere die Kündigungsmöglichkeiten für den Patienten – die mit dem Begriff *„schwierig"* nur unzureichend beschrieben werden können.

Und wenn der Patient nun doch nicht mehr an diesem Vertrag teilnehmen will? Auch für den hat die AOK etwas eigen-nützliches in der Einwilligungserklärung: *„Mir ist bekannt, dass (...) ich für Aufwände, die durch nicht vertragskonformes Verhalten meinerseits entstehen, haftbar gemacht werden kann."*

Eigentlich hätte dieser Satz noch stärker versprachschwurbelt sein müssen; denn er besagt nichts anderes als: *„Lieber AOK-Versicherter, der Du diesen Vertrag unterschreiben möchtest – prüfe vor Unterschrift noch schnell Dein Bankkonto, ob Du Dir diesen Vertrag überhaupt leisten kannst."*

Hallo – Ihr Patientenrechtevertreter, warum höre ich nicht einen lauten Aufschrei von Euren Organisationen?

Oder habt Ihr den Vertrag nicht geprüft?

Oder ist Euch dieser Satz mit der Patientenhaftung noch gar nicht aufgefallen?

---

[87] Siehe S. 50 und 51 des Vertrages unter http://www.aok-gesundheitspart-part-ner.de/imperia/md/gpp/bw/arztundpraxis/facharztprogramm/bw_fa_programm_ivom_vertrag.pdf

Na ja, vielleicht habe ich Euch ja auf eine Idee gebracht!

Ich glaube, früher nannte man ein solches Vorgehen wie bei der AOK im Volksmund *„Bestechung"*.

Hatte nicht der Bundesgerichtshof (Az. GSSt 2/11) soeben am 22. Juni 2012 in einer Pressemitteilung geäußert:

„Sein (Anm.: des Kassenarztes) *Verhältnis zu dem Versicherten, der ihn regelmäßig individuell auswählt, wird (...) wesentlich von persönlichem Vertrauen und einer Gestaltungsfreiheit gekennzeichnet, die der Bestimmung durch die gesetzlichen Krankenkassen weitgehend entzogen ist."*

Irgendwie verstehe ich diesen Satz jetzt nicht.

Ein Schelm, wer Arges dabei denkt!

DDD's

Der niedergelassene Arzt muss sein Arzneimittel-Budget verwalten und dafür persönlich mit seinem privaten Vermögen haften, wenn er es überschreitet – obwohl ihm von seiner KV und Praxissoftware verschwiegen wird, wie teuer die Medikamente sind, die er seinen Patienten verschreibt. Auch weiß der Arzt erst im Nachhinein, wie hoch sein Budget war; denn es wird nachträglich errechnet!

Das an sich motiviert junge Menschen nicht unbedingt, den Beruf des Hausarztes anzustreben.

Aber, was dem jungen Kollegen bzw. der jungen Kollegin niemand sagt: es gibt noch zahlreiche weitere Quoten, die er/sie zu erfüllen hat.

Verfehlt der niedergelassene Doktor aber eine Quote, so erfolgt im günstigsten Falle eine Beratung durch die KV.

Alternativ schwebt der Regress im Raum.

Oder beides.

Es lohnt sich daher schon aus diesem Grunde, sich konkret mit den Quoten zu befassen – und das sorgt bei genauerer Betrachtung für so manche Überraschung.

- Generika-Quote:

  Generika sind meist billiger als die Originalpräparate – aber eben nicht immer, und das ist das Problem; denn wenn die Originalpräparate – nachdem die ersten Generika auf dem Markt gekommen sind – drastisch im Preis gesenkt werden und sich preislich nicht von Generika unterscheiden, welchen Sinn macht dann eine Generika-Quote?

  Sinnfrei und contraproduktiv wird eine Generika-Quote, sobald eine Krankenkasse einen sogenannten Rabattvertrag mit dem Originalanbieter abschließt und der Kollege Apotheker sogar zwingend das Originalpräparat abgeben muss: Es beeinflusst meine Generika-Quote negativ – und ich kann und darf sie nicht beeinflussen!

- Arzneimittel-Quoten für bestimmte Erkrankungen: Dies betrifft insbesondere Arzneimittel für Fettstoffwechselstörungen (zu hoher Cholesterinwert) und Diabetes mellitus (Zuckerkrankheit): Für beide Indikationsgebiete gibt es therapeutische Leitsubstanzen, deren Quoten nicht unterschritten werden sollen. Diese sind preiswert und anerkannt wirksam.

  Das macht insgesamt Sinn. Probleme ergeben sich hier manchmal durch Kombinationsarzneimittel; diese enthalten einen zusätzlichen zweiten Wirkstoff, unterscheiden sich preislich nicht von der anerkannten Mono-Substanz, werden aber nicht mitgezählt.

  Okay – diese Kombinations-Arzneimittel werden zukünftig gestrichen, und die Quote anschließend erfüllt.

- *„Me-too"*-Quote:

  Wörtlich übersetzt heißt *„Me too": „Ich auch"* (was im Sinne von *„Ich kann das auch"* zu verstehen ist).

  Aber es geht um Geld – viel Geld. Innovationen sind teuer. Und Arzneimittel mit neuen Wirkstoffen kosten immer mehr Geld als bereits auf dem Markt etablierte, für die Generika zur Verfügung stehen.

  Diese Spezialität der Kassenärztlichen Vereinigung Nordrhein einer *„Me-too"*-Quote wurde unter ihrem damaligen Vorsitzenden Hansen eingeführt und als große Neuerung verkauft. Das eigentlich zunächst vernünftige Ziel war, die Anzahl sogenannter *„Pseudo-Innovationen"* (= *„Ich kann das auch"*) zu begrenzen.

  Und genau dieser Begriff war auch gleichzeitig das Problem: Wer entscheidet auf welcher Grundlage,

  - ob eine einmal-tägliche Gabe eine Innovation oder *„Pseudo-Innovationen"* gegenüber einer zweimal-täglichen Gabe ist?
  - ob ein Arzneimittel mit völlig neuem Angriffspunkt aber gleicher Wirkung und Wirksamkeit bei weniger Nebenwirkungen eine Innovation oder *„Pseudo-Innovationen"* gegenüber dem bisherigen Vergleichsmedikament ist?

  Schwierig!

Als Folge gab es fast monatlich neue *„Me-too"*-Listen mit mal mehr (die KV hatte wieder zugeschlagen) oder weniger (die Pharma-Unternehmen hatten vor dem Sozialgericht gewonnen) Einträgen.

- DDD (*„Defined Daily Dose"*): An dieser Stelle wird es nun ziemlich unübersichtlich. Ich versuche es, so einfach wie möglich zu machen.

  Daher zunächst einmal die Definition: Eine DDD ist die *„angenommene mittlere tägliche Erhaltungsdosis für die Hauptindikation eines Arzneimittels"*.

  Weniger sprachschwurbelich hätte man auch sagen können: die übliche Tagesdosis, oder um etwas konkreter zu werden: die Tagestherapiedosis.

  Diese wird jährlich einmal festgelegte durch das DIMDI.

  Dem Vertragsarzt soll aufgrund dieser Daten ein orientierender Mengenvergleich verschiedener Substanzen bei einer konkreten Indikation ermöglicht werden.

  Wer will, kann sich das über 300 Seiten lange Werk aus dem Internet herunterladen.

  Wer die 300 Seiten als Bettlektüre lesen will: Viel Spaß!

  Ich kenne da interessantere Alternativen – oder Bücher …

  Berechnet werden die Tagestherapiedosen aus wissenschaftlichen Daten, die Ergebnisse bewegen sich damit ausschließlich im theoretischen Bereich. Völlig außer Acht gelassen wird, ob es überhaupt ein Präparat in der erforderlichen Dosierung gibt.

  Um die Mechanismen der DDD-Systematik zu erläutern, ist ein kurzer Ausflug in die innere Medizin nötig. Keine Angst, der Ausflug wird kurz und verständlich – was aber noch lange nicht logisch heißt.

  Furosemid (ein Arzneimittel zur Entwässerung) gehört zu den Top 30 (nach DDD) der am häufigsten verordneten Medikamente in Deutschland. Die DDD ist von DIMDI auf 40 mg festgelegt.

20 Tabletten kosten € 11.10, woraus sich Tagestherapiekosten (= DDD) von 55,50 Cent errechnen. Bei der DDD-günstigen Verordnung der Großpackung Furosemid 40 sind Tagestherapiekosten von 14,20 Cent erreichbar.

Die Preisfrage ist nun: Kann ich diesen DDD-Preis noch unterbieten?

Ja!

Denn es gibt noch eine 500 mg Tablette Furosemid!

In der höheren Konzentration von 500 mg Furosemid pro Tablette sinkt der DDD-Preis (also für 40 mg Furosemid) je nach Packungsgröße auf ca. 8 Cent.

Das bedeutet konkret: Verordnet der Hausarzt zu der medizinisch notwendigen Großpackung mit 100 Tabletten Furosemid 40 noch eine 20ger Packung Furosemid 500 für die Mülltonne

- dann sinken die ihm zugerechneten DDD Kosten für Furosemid um 21 % auf 11,2 Cent,
- steigen jedoch seine Verordnungskosten um knapp € 25.-
- Steigen Ihre Zuzahlungskosten (sofern Sie nicht von Zuzahlungen befreit sind) von € 5.- auf € 10.-

Mit anderen Worten: Um aus dieser DDD-Falle zu entkommen, werden in Deutschland Gelder (der Krankenkasse und damit Ihre) verschleudert und Arzneimittel-Müllberge angelegt.

Hallo – Ihr Grünen, Ihr Umweltschoner: Hier – und genau hier – beginnt Umweltschutz! Und das bei gleichzeitiger Schonung der Ausgaben für das Gesundheitswesen!

Millionen Beitragszahler würden jubeln – und die 140.000 niedergelassenen Ärzte sowieso.

Wenn das kein Wahlkampfthema ist – oder war – oder wäre – oder gewesen wäre – oder vielleicht sein könnte ?!

- Am spannendsten und undurchsichtigsten ist jedoch die Kombination aus DDD und Generika-Quote *(KV-sprachschwurbelig: „systemisch anzuwendende Antibiotika, Anteil Tagesdosen (DDD) für Generika“).*

Ich gestehe: Hier bin ich im wahrsten Sinne des Wortes *„leitliniengerecht“* gescheitert: Denn unsere Praxis hat diese Quote verfehlt – deutlich verfehlt.

Erklären konnten wir uns das nicht. All unsere Therapieschemata waren an die aktuellsten Leitlinien angepasst.

Also ein Anruf bei der Pharmakotherapieberatung unserer KV. Und auch die hatte zunächst Schwierigkeiten – bis sie nach zwei Wochen am heutigen Tage den Durchbruch schaffte: Wir hatten 4 (in Worten: vier !!!) Mal im Quartal das Antibiotikum *„Fosfomycin“* verordnet.

Das war absolut leitliniengerecht, da dies Medikament ein Mittel der allerersten Wahl bei Harnwegsinfektionen ist (diese Leitlinie ist noch warm, so aktuell ist sie!).[88]

Und ich habe die 115 Seiten dieser hochwissenschaftlichen Leitlinie mit dem etwas sperrigen Titel:

„S-3 Leitlinie AWMF-Register-Nr. 043/044

Harnwegsinfektionen: Epidemiologie, Diagnostik, Therapie und Management unkomplizierter bakterieller ambulant erworbener Harnwegsinfektionen bei erwachsenen Patienten“

sogar gelesen. Die Autoren der Leitlinie kommen auf S. 64 der obigen Leitlinie zu dem Schluss:

„Aufgrund niedriger Resistenzraten und Kollateralschäden gilt die Einmalgabe von Fosfomycintrometamol als ein Mittel der Wahl in der empirischen Behandlung der unkomplizierten Zystitis bei ansonsten gesunden Frauen (AIb). Konsens 12/12.“

Dem kann unsere Kassenärztliche Bundesvereinigung (KBV) nur zustimmen, wenn sie in ihrer Publikation *„Wirkstoff aktuell“* (2/2012) schreibt:[89]

„Mittel der ersten Wahl zur empirischen Behandlung der unkomplizierten Zystitis sind bei ansonsten gesunden Frauen die oralen Antibiotika Fosfomycin-Trometamol (Einmaltherapie) und Nit-

---

[88] http://www.awmf.org/uploads/tx_szleitlinien/043-044l_S3_Harnwegsinfektionen.pdf

[89] http://www.kbv.de/41219.html

rofurantoin, da für diese die Erregerempfindlichkeit von E. coli hoch ist und diese Antibiotika nur geringe mikrobiologische Begleitschäden verursachen."

Und wenn Ihr Arzt schön mitspielt, alles gelesen und alles verstanden hat, was die KBV in Zusammenarbeit mit der Arzneimittelkommission der Deutschen Ärzteschaft im Rahmen des § 73 (8) SGB V in dieser höchst-wissenschaftlichen Publikation akademisch erarbeitet hat, kann er abschließend noch den Fragebogen richtig ausfüllen und er erhält 2 (in Worten: zwei) der für den Erhalt seiner Kassenzulassung wichtigen Weiterbildungspunkte.

Klar, dass ich mir diese 2 Weiterbildungspunkte nach den staubtrockenen 115 Seiten der S3-Leitlinie und den 12 Seiten der KBV-Publikation nicht habe entgehen lassen und alle Fragen richtig beantwortet habe.

So durch die Kassenärztliche Bundesvereinigung und die Arzneimittelkommission der Deutschen Ärzteschaft geprüft und durch deren Weiterbildungspunkte geadelt war ich bestens gewappnet für jede Harnwegsinfektion, mochte sie auch noch so kompliziert sein.

Aber man sollte als Arzt die Rechnung der Kassenärztlichen Bundesvereinigung nicht ohne die Abrechnung der lokalen Kassenärztlichen Vereinigung machen!

Denn dummerweise ist laut Mitteilung der Abteilung Therapieberatung unserer lokalen KVNo *„Fosfomycin"* zwar Generika-*„fähig"* (der Patentschutz ist abgelaufen, es könnte also ein Generikum eingeführt werden) – es gibt aber kein Generikum auf dem deutschen Markt!

Mit anderen Worten: Auch wenn wir leitliniengerecht *„Fosfomycin"* in dem guten Glauben verschreiben, dass der Apotheker dem Patienten ein Fosfomycin-Generikum ausgibt: der Patient erhält das Originalpräparat.

Haben Sie das Problem verstanden?

Nein?

Dann sind Sie für einen Job bei der KV nicht geeignet!

Hier noch einmal die Kurzfassung: Um entsprechend der Forderung der Politik alle unseren Patienten nach den aktuellsten wissenschaftlichen Erkenntnisse (= Leitlinien) zu behandeln, müssen wir Ärzte gegen die uns von der KV und den Krankenkassen vorgegebenen Quoten verstoßen, weil es das rechtlich-*„mögliche“* Generikum überhaupt nicht gibt.

Zudem wird *„Fosfomycin“* als Einmalgabe gegeben, was für die Patienten sehr angenehm ist, aber für den Arzt einen fatalen Nebeneffekt hat: Obwohl preislich nicht sehr verschieden von anderen Standard-Generika-Antibiotika fällt der gesamte Kaufpreis des Arzneimittels von rund € 17.48 an einem Tag an (DDD = € 17.48) und verteilt sich nicht wie bei anderen Antibiotika über mehrere Tage (Beispiel: Für Cotrim mit einem Preis von ca. € 11.- 10 Tabletten errechnet sich bei 2 Tabletten täglich über 5 Tage eine DDD von € 2,20).

Damit ist ziemlich sichergestellt, dass jeder Arzt fast zwingend seine DDD-Quote nicht wird einhalten können, therapiert er leitliniengerecht eine Harnwegsinfektion mit *„Fosfomycin“*.

Philosophisch betrachtet ist dies alles ein sogenanntes *„Dilemma“**.

Die Griechen hätten daraus eine Tragödie gemacht wie *„Antigone“***.

Wir Deutschen haben die *„Kassenärztliche Vereinigung“*.

Denn egal, wie sich Ihr Arzt entscheidet: gegen eine der vielen sich widersprechenden Regelungen verstößt er immer.

Ein Schelm, wer Arges dabei denkt!

*) Ein Dilemma (griechisch ‚zweigliedrige Annahme‘, Plural Dilemmas oder Dilemmata), auch Zwickmühle, bezeichnet eine Situation, die zwei Möglichkeiten der Entscheidung bietet, welche beide zu einem unerwünschten Resultat führen. Es wird durch seine Ausweglosigkeit als paradox empfunden (https://de.wikipedia.org/wiki/Dilemma).

**) In seinem Werk behandelt Sophokles das moralisch gerechtfertigte Aufbegehren gegen staatliche Ordnung bzw. Gewalt bei Strafe des eigenen Unterganges.

Epilog – oder: *„Ich will mich ja nur absichern!“*

Heute ist wieder einmal Notdienst.

Es ist dunkel draußen. Beide Zeiger der Uhr nähern sich der *„12“*.

Soeben ein letztes vor-Mitternächtliches *„Aha-Erlebnis“*: Anruf einer älteren Mitarbeiterin eines Altenheimes:

„Hallo – ich habe da eine Frage: der After einer Bewohnerin ist etwas gerötet“

„Ja ... ???“

„Ja, ich wollte fragen, ob man da etwas Penaten-Creme auftragen dürfte.“

„Ich habe da keine Bedenken.“

„Ja, ich auch nicht – aber ich wollte mich ja nur noch einmal absichern.“

„... ???“

Sie kennen Penaten-Creme?

Dann haben Sie sicherlich Kinder gehabt.

Denn Mütter (und neuerdings auch Väter) schmieren seit 1904 (!) dieses Körperpflegemittel gerne und erfolgreich auf kleine wunde Kinder-Popos.

Und was bei Kindern hilft, funktioniert auch bei Erwachsenen.

Das ist zumindest meine ärztliche Erfahrung – auch bei Körperpflegemitteln.

Damit endet auch das persönliche dreimonatige Experiment einer Art Tagebuchaufzeichnung, das ich am 1. Juni 2012 begonnen habe.

All diese hier beschriebenen Ereignisse sind wirklich geschehen. Die Patienten und Personen sind real, jeder hier beschriebene Briefwechsel hat tatsächlich stattgefunden. Nur die Namen und Anschriften habe ich geändert.

Nun meine abschließende Frage an Sie, lieber Patient:

Haben Sie durch dieses Buch etwas Neues erfahren?

Hat es Sie überrascht?

Ich meine: Hat es Sie wirklich überrascht?

Vielleicht verstehen Sie nun, warum Ihr Arzt manchmal so wenig Zeit für Sie hat.

Ein Schelm, wer Arges dabei denkt!

Nachtrag: Die versteckten Mitverdiener

In jedem Gesundheitssystem gibt es Leistungsempfänger (Patienten) und Leistungserbringer (z.B. Ärzte, Physiotherapeuten, Arzthelfer/-innen, Krankschwester/-pfleger, Arzneimittelfirmen, Apotheken, Hebammen); letztere arbeiten unter Aufsicht des Staates: seine gesetzgebenden Körperschaften wie Länder und Kommunen und seine Regulierungs- und Überwachungsstellen, wie z.B. Gesundheitsministerien der Länder oder des Bundes, das Bundesinstitut für Arzneimittel und Medizinprodukte (BfArM), der europäischen Arzneimittelbehörde EMA, Gesundheitsämter usw.

Daneben gibt es zahlreiche Organisationen, Firmen, Gesellschaften, Körperschaften, Kammern und Vereine, die an dem großen Kuchen Gesundheitswesen mitverdienen, also mehr als *„indirekte Leistungsempfänger"* oder *„versteckte Mitverdiener"*.

Nachfolgend eine unvollständige Liste derartiger Organisationen, die Sie, lieber Patient, durch Ihre Krankenkassenbeiträge mitfinanzieren:

- **AFS GmbH:** Die Arbeitsgemeinschaft Forderungsmanagement für Sozialversicherungsträger GmbH (AFS GmbH) ist ein Gemeinschaftsunternehmen der KKH-Allianz und der (→) itsc Payment-Service GmbH & Co. KG, das 2007 gegründet wurde. Unternehmenszweck der AFS GmbH ist die Bearbeitung sämtlicher Insolvenzfälle der KKH-Allianz.

  Ja – der Trend geht zur Tochterfirma …

- **Analytics-KV GmbH & Co. KG:** wird 2009 als Gemeinschaftsunternehmen der Gesundheitsforen Leipzig und der (→) itsc GmbH gegründet und bietet Krankenkassen innovative Softwarelösungen in den Bereichen Deckungsbeitrag, Zuweisung und Trendanalyse.

  Ja, ja – der Trend geht zur Tochterfirma …

- **apoBank:** Korrekt heißt sie: Deutsche Apotheker und Ärzte Bank, beteiligt sind aber auch die Zahnärzte. Eine Genossenschaftsbank. Und nun lassen Sie uns gemeinsam raten, wer im Aufsichtsrat dieser Bank sitzt: Richtig, wir finden die wichtigsten Ärzte-, Zahnärzte- und Apothekerfunktionäre säuberlich aufgezählt.

Sogar Herr Dr. med. Andreas Köhler, der unter anderem auch die Kassenärztliche Bundesvereinigung als deren Chef repräsentiert, ist hier Vorstands-Genosse. [90]

Mal so unter uns: Warum brauchen Apotheker, Ärzte und Zahnärzte eine eigene Bank? Das ist ja fast so als hätten die Gewerkschaften eigene Banken und Versicherungen – ups, hatten die ja auch mal gehabt: BfG (Bank für Gemeinwirtschaft) und Volksfürsorge. Lang, lang ist es her.

- **Apothekerkammer:** Jeder Apotheker ist Zwangsmitglied seiner regionalen Kammer.

- **Arztrufzentrale NRW GmbH:** Koordiniert den ärztlichen Notdienst in NRW; gewinnorientiertes (!) Gemeinschaftsunternehmen der Kassenärztlichen Vereinigungen Nordrhein und Westfahlen-Lippe mit über 150 (!!!) Mitarbeitern und Frühstücksdirektorenposten. [91]

  Für Nostalgiker zur Erinnerung an die Zeiten vor der Arztnotrufzentrale: Da gab es in der Leitstelle der Feuerwehr Kleve ein ISDN-Telefon; und jeden Abend, wenn einer der netten Feuerwehrleute gegen 18.00 Uhr seinen Dienst antrat, programmierte er die Anrufweiterschaltung und testete anschließend mit freundlichen Worten („*Wünsche ruhigen Dienst*“) die Notdienstnummer.

  - Vorteile: für Patienten immer dieselbe Notrufnummer, direkte Verbindung zum Arzt, minimale Kosten (ISDN-Telefon, einmal jährlich ein Abendessen oder ein Frühstücksbuffet für die netten Feuerwehrleute).

  - Nachteile: keine.

  Mal so unter uns: In Zeiten von Handy und Computer, wer braucht da noch eine handvermittelte Anrufweiterschaltung ???

  Wenn Sie die „*110*“ oder die „*112*“ anrufen, vermittelt Sie doch auch kein Mitarbeiter eines Call-Centers per Hand an das nächstbeste Polizeirevier bzw. die nächstgelegene Notrufzentrale, sondern Sie erreichen diese jeweils direkt. Das klappte sogar schon in Zeiten, als der Normalbürger das Wort „*Computer*“ noch nicht kannte und ein „*Handy*“ für eine besonders modische Form einer Handtasche hielt.

---

[90] http://www.apobank.de/70partner/00portrait/30gremien/20aufsichtsrat/index.html

[91] http://www.kvno.de/60neues/2011/11_02_arztrufzentrale/index.html

- **Ärztekammer Nordrhein:** Alle Ärztinnen und Ärzte, die im Kammerbereich ihren Beruf ausüben, sind Pflichtmitglieder. Wer seinen ärztlichen Beruf nicht oder nicht mehr ausübt und in Nordrhein wohnt, ist ebenfalls Kammermitglied.

  Ja, ja, ich weiß – bis dass der Tod uns scheidet …

- **Berufsgenossenschaft:** Eine de facto zweite Krankenversicherung für die Arbeitsstelle, für alle Arbeitnehmer kostenlos: Ereignet sich ein Arbeitsunfall oder erkrankt ein Versicherter an einer Berufskrankheit, so muss die Berufsgenossenschaft nach § 26 Abs. 1 Nr. 1 SGB VII den Gesundheitsschaden beseitigen oder zumindest bessern, seine Verschlimmerung verhüten und seine Folgen mildern.

  Die gewerblichen Berufsgenossenschaften beschäftigen etwa 19.000 Personen, davon etwa 2.200 als Aufsichtspersonen im Außendienst (Stand: 2005) [92]

  Gute Frage, ob wir wirklich eine derartige zweite Krankenversicherung benötigen …???

- **Bundesapothekerkammer:** Zusammenschluss der regionalen Apothekerkammern auf Bundesebene (→Apothekerkammer).

- **Bundesärztekammer:** Zusammenschluss der regionalen Ärztekammern auf Bundesebene (→ Ärztekammer).

- **DIHK:** Deutscher Industrie und Handelskammertag – Zusammenschluss aller regionalen Industrie und Handelskammern auf Bundesebene mit Sitz in Berlin (→ IHK). Meldet sich gerne zu Wort, hat aber keinen gesetzlichen Status, was aber irgendwie niemandem auffällt. Für jeden (Haupt-) Geschäftsführer einer IHK ist Berlin immer wieder eine Reise wert …

- **DKG:** Die Deutsche Krankenhausgesellschaft ist der Zusammenschluss von Spitzen- und Landesverbänden der Krankenhausträger. Sie unterstützt ihre Mitglieder bei der Erfüllung ihrer Aufgaben und auf dem Gebiet des Krankenhauswesens.

- **G-BA:** Der Gemeinsame Bundesausschuss (G-BA) legt fest, welche Leistungen der medizinischen Versorgung von der GKV übernommen werden – und welche nicht.

---

[92] https://de.wikipedia.org/wiki/Berufsgenossenschaft

Verpflichtend für die Gesetzlichen Krankenversicherungen, die dann aber noch zusätzlich ein paar IGeL im Ärmel haben.

- **Gematik:** Auf der Grundlage der §§ 291a und b SGB V entstand 2005 die *„Gesellschaft für Telematikanwendungen der Gesundheitskarte mbH" (gematik)*. Gesellschafter sind der (→) GKV-SV, PKV-Verband, Verbände der Leistungserbringer.

  Nicht nur Elektronik-Nostalgiker werden sich erinnern: Zum 01.01.2006 sollte die funktionsfähige Gesundheitskarte eingeführt werden – auf die wir noch heute warten und warten und warten ...

- **Gesundheitsfonds:** staatlich organisierter und legalisierter Geldverschiebebahnhof zwischen den Krankenkassen.

- **GKV-SV:** Der GKV-Spitzenverband ist der Spitzenverband Bund aller (→) Krankenkassen gemäß § 217a SGB V. Seine Gründung geht zurück auf die Gesundheitsreform 2007 und eine Entscheidung des Deutschen Bundestages.

  Der GKV-Spitzenverband hilft etwa bei der Entwicklung und Standardisierung des elektronischen Datenaustauschs innerhalb der GKV. [93] Also noch eine Organisation, die an der Einführung der eCard verdient!

- **GMG Gesundheitsmanagementgesellschaft mbH:** Gewinnorientiertes Tochterunternehmen der Kassenärztlichen Vereinigung Nordrhein; Betreiber von mehr als 70 Notfallpraxen mit 250 Mitarbeitern. Darüber hinaus berät sie Praxen betriebswirtschaftlich und initiiert neue Versorgungsformen.

  Leistungen, die diese Firma meiner KV in Rechnung stellt, biete ich der KV umsonst an (siehe Beitrag: *„die KVNO kämpft für mich!"*).

- **Ifap (ifap Service-Institut für Ärzte und Apotheker GmbH):** Tochterunternehmen der CompuGroup Medical AG; wir Ärzte dürfen seit dem 1. Juli 2012 nur noch werbefreie Arzneimitteldatenbanken in unserer Arzt-Software benutzen dürfen. Diese muss natürlich von der (→) KBV zertifiziert sein – was nicht umsonst ist. Ifap bietet derartige Datenbanken an.

  Diese neue Arzneimitteldatenbank kostet Geld: € 40.- pro Monat oder € 480 pro Jahr. Die muss jeder Praxisinhaber bezahlen; denn ohne diese

---

[93] http://www.gkv-spitzenverband.de/gkv_spitzenverband/wir_ueber_uns/wir_ueber_uns.jsp

KBV-zertifizierte Software können wir niedergelassenen Ärzte seit dem 01. Juli nicht mehr mit der KV abrechnen.

„Über 80.000 niedergelassene Ärzte und über 1.100 Kliniken in Deutschland vertrauen auf Informationen von ifap“ [94].

Vertrauen auf Informationen ist gut, Nachrechnen ist besser! Also:

80.000 Ärzte * € 480/Jahr = 38,4 Mio Euro Einnahmen

Hinzu kommen die Kliniken, die sicherlich weit mehr als € 480.- pro Jahr zahlen müssen.

Summa summarum: geschätzte Mehreinnahmen dieser Firma pro Jahr: 45 Mio. Euro.

Und jetzt, lieber Lesen, dürfen Sie einmal raten, wessen Aktienkurs in den letzten 6 Monaten von Februar bis August 2012 um mehr als 60% gestiegen ist … ???

02.02.2012: € 08,44
31.08.2012: € 13.50

Vielleicht sollten auch Sie den Aktien-Kurs der CompuGroup Medical AG im Auge behalten …

- **IHK:** Industrie und Handelskammer: Alle Apotheker und auch die Pharmaindustrie sind Zwangsmitglieder dieser Organisation.

  Auch Krankenhäuser und Ärzte in einem Medizinischen Versorgungszentrum – sofern als GmbH oder ähnlicher Gesellschaftsform organisiert – dürfen sich an den Kosten dieser Organisation beteiligen. Und das ist nicht billig. Und das tollste ist: Gemäß § 1 Abs. 1 des Gesetzes zur vorläufigen Regelung des Rechts der Industrie- und Handelskammern, das seit dem 18.12.1956 (!) immer noch vorläufig (!) ist, darf eine IHK nur und ausschließlich für Gewerbetreibende tätig werden.

  Die ärztliche Tätigkeit ist aber kein Gewerbe!

  Irgendwie ist das dem Gesetzgeber noch nicht aufgefallen …

[94] http://www.ifap.de/unternehmen

- **InBA** GbR: Auf der Grundlage des § 87 SGB V entstand 2006 das Institut des Bewertungsausschusses (InBA GbR). Gesellschafter sind der (→) GKV-SV, KBV.

- **InEK GmbH:** Auf der Grundlage des § 17 KHG entstand 2001 das Institut für das Entgeltsystem im Krankenhaus (InEK GmbH). Gesellschafter sind (→) GKV-SV, PKV-Verband, (→) DKG.

- **IQN:** Das Institut für Qualität im Gesundheitswesen Nordrhein (IQN) wurde 1996 gegründet und wird von Ärztekammer Nordhrein (ÄkNo) und Kassenärztlicher Vereinigung (KV) Nordrhein gemeinsam getragen. Das IQN bearbeitet satzungsgemäß Aufgaben, die im Zusammenhang mit Qualität im Gesundheitswesen für den Landesteil Nordrhein stehen. Die Aufgaben werden dem IQN von der Ärztekammer Nordrhein und der Kassenärztlichen Vereinigung Nordrhein übertragen.

- **IQWiG:** Institut für Qualität und Wirtschaftlichkeit im Gesundheitswesen. *„Finanziert wird das IQWiG durch Zuschläge für stationäre und ambulante medizinische Behandlungen, also letztlich aus den Beiträgen der Mitglieder aller Gesetzlichen Krankenversicherungen (GKV). Die Höhe der Zuschläge legt der G-BA jährlich fest.“* [95]

- **itsc GmbH:** 1999 von den BKK Landesverbänden Hessen und Niedersachsen (heute BKK LV Mitte) und der der IKK Niedersachsen (heute AOK Niedersachsen) gegründetes gemeinsames Rechenzentrum. [96]

  Die Mutter zahlreicher Tochterfirmen …

  Darum seid fruchtbar und mehret Euch …

- **itsc Payment-Service GmbH & Co. KG:** 2008 gegründet, die (→) AFS GmbH ist nun ein Gemeinschaftsunternehmen der KKH Allianz und der itsc Payment-Service GmbH & Co. KG.

  Ja, ja, ja – der Trend geht zur Tochterfirma …

- **itsc System-Service GmbH & Co. KG:** In 2011 gehen die Beteiligung der (→) itsc GmbH an der Firma (→) analytics-KV GmbH & Co. KG auf dieses Tochterunternehmen über.

  Ja, ja, ja, ja – ich weiß es wirklich: der Trend geht zur Tochterfirma …

---

[95] https://www.iqwig.de/index.938.html

[96] https://www.itsc.de/unternehmen/geschichte.html

- **KBV:** Kassenärztliche Bundesvereinigung – Zusammenschluss aller regionalen Kassenärztlichen Vereinigungen (→ siehe KV).

- **Krankenkassen:** In Deutschland gibt es zur Zeit ca. 150 verschiedene gesetzlichen Krankenkassen mit 150 Hauptverwaltungen und 150 Direktoren (innen) mit 150 Direktions-Sekretariaten und mindestens 300 stellvertretenden Direktoren (innen) mit mindestens 300 stellvertretenden Direktions-Sekretariaten, die alle einen Fuhrpark mit mindestens 150 Direktor-Dienst-Mercedes-S-Klasse und mindestens 300 mit stellvertretender-Direktor-Dienst-Mercedes-E-Klasse benötigen mit mindestens …

- **KV:** Kassenärztliche Vereinigung: monopolistisches Franchise-Unternehmen, dem jeder Arzt angehören muss, will er Patienten behandeln, die Mitglied in einer Gesetzlichen Krankenversicherung sind.

- **MDK:** Die Medizinischen Dienste der Krankenversicherung (MDK) sind eine Gemeinschaftseinrichtung der gesetzlichen Kranken- und Pflegekassen und in jedem Bundesland als eigenständige Arbeitsgemeinschaft organisiert. Sie werden von den Kassen finanziert (also von Ihren Versicherungsbeiträgen). Die Krankenkassen bezahlen für jedes Mitglied, das seinen Wohnsitz in dem Gebiet eines MDK hat, einen Pauschalbetrag (Pro-opf-Umlage) an diesen MDK [97].

- **MDS:** Der Medizinische Dienst des Spitzenverbandes Bund der Krankenkassen e.V. (MDS) hat seinen Sitz in Essen. Was dieser Verein macht, weiß ich nicht genau. Die Tätigkeitsberichte hören 2007 auf, jetzt ist 2012. Immerhin erfahre ich auf der Internetseite [98], dass der MDK 7.423 Mitarbeiter beschäftigt. Nicht schlecht!

- **Staat:** Der deutsche Fiskus kassiert im Jahre 2012 bei prognostizierten 27.6 Milliarden Euro Arzneimittelausgaben der gesetzlichen Krankversicherungen rund 4,5 Milliarden Euro an Mehrwertsteuer. Wussten Sie eigentlich, dass der Mehrwertsteuersatz auf Arzneimittel in Deutschland 19% beträgt? Zum Vergleich: Niederlande 6%, England 0%, Frankreich 2,1%, Spanien 4%, Irland 0% usw. [99].

  Verstehen Sie nun, warum Arzneimittel in Deutschland wesentlich teurer sind als in anderen EU-Staaten?!

---

[97] http://www.mds-ev.de/2413.htm

[98] http://www.mds-ev.de/2410.htm

[99] http://www.vdk.de/perl/cms.cgi?ID=de14948

Liebe sonstige indirekte Mitverdiener an den Krankenkassenbeiträgen der Versicherten, die Ihr nie einen Patienten seht und die Ihr hier nicht aufgeführt seid: Ich entschuldige mich, wenn ich Sie übersehen habe.

Bitte schreiben Sie mir, wer Sie sind und was Sie so tun – gerne nehme ich Sie und Ihre Organisation an dieser Stelle in der nächsten Auflage dieses Buches auf.

Ach ja: Ein Schelm, wer Arges dabei denkt!
